あなたに贈る食の玉手箱

こころとからだに効く
やさしいレシピ付き

[著]
星澤幸子
鳴海周平

ワニ・プラス

はじめに

『あなたに贈る食の玉手箱』へようこそ！

食することは、命をつなぐ上で欠かすことのできないもっともたいせつなもの。食する時の喜びは何ものにも替えがたく、人として最期まである欲望でもあります。人類の歴史の中で、十分な食料を手に入れることが最重要課題でしたし、少し前までは「食べていける」という言葉が生活レベルの代名詞でもありました。

ごく近代になり、国民は食べものを十分に手に入れることができるようになりましたが、氣がつくと家庭や社会での食事は著しい変化と悪化を辿っていました。

第二次世界大戦後、急速に進んだ西洋栄養学による食改善は、国民が健康になるためのものであったはずです。しかし、それらは西洋人の栄養学であり、世界でもっとも長い歴史を持つ日本人の食文化を踏まえたものでなかったことが、現在さまざまな不都合となって現れているのです。

本来あるべき日本人の食べもの、心地良く平和に過ごすための食事のあり方を見直し、実践したら、私もそうであったように、効果はすぐに現れることでしょう。

本書は、その道しるべとなる「玉手箱」。読み進むうちに、こころもからだもときめくような食生活へ進まれることを願っております。


食べものは、数時間で消化されて食べた人の血となり、全身に運ばれて細胞に変化し、その人そのものを形成していくのですから「人は食べたものでできている」「食べものはすぐ効く」というのが私の持論です。

人のからだの部品は特別な人を除いて取り替えることができませんし、取り替えずに何十年も、時には100年を超えて使い続けます。車や家なら、メンテナンスをしたり取り替えたりすることもできますが、1秒も休むことなく動き続ける人間の臓器はそう簡単にはいきません。

人のからだは細胞が入れ替わり、つねに再生され続けています。早いもので一カ月、長いもので数年、からだ全体は7年で入れ替わるともいわれているのです。

古くなったものを死滅させ、新しい細胞をつくり出すその元は、血管に流れる血液で再生されていきます。では、その血液はどこから来るのでしょうか？

それは、小腸から吸収された栄養分からできていますから、結局は食べたもの、食べ方に行き着きます。

ですから「あなたは何ですか？」と訊かれたら「今まで食べてきたものの結果です」ということがいえるのです。

「若返る」という言葉があります。ある、ということは、現実に起こりうるからあるのです。

この頃よく、痩せたとか若返ったとかいわれます。やっと少し自分の理想に近づけたかなと……。それは肌の具合、疲れの度合い、からだの柔らかさ加減、目の見え方で実感しています。

人は１２０歳まで生きる器量を持っているのだそうです。

むちゃをした頃もありますのでどこまでいけるかわかりませんが、できるだけの努力と自分自身に投資して長持ちさせようと考えています。

どうぞ皆さんご自分をたいせつにされてください。

皆さんお一人おひとりが、健康でにこやかに過ごされることは私の大いなる夢でもあります。

意志を叶え、豊かな人生の支えになる食事。たんに料理という観点からではなく人の命の元として考え実践していただくために、この本が少しでもお役に立てましたならありがたく存じます。


この本でご一緒いただきました鳴海周平さんは、食の本質をとらえて良い食事を実践され、精力的に仕事をこなされていらっしゃる青年実業家です。

その動きとは対照的な穏やかでにこやかなお人柄は、多くの人を惹き付けてやまず、示唆に富んだお話はいつも興味深く拝聴させていただいております。

ここに共著として発刊できましたことを光栄に存じます。

星澤　幸子

目次

Contents

第2章 「食」は人を良くするもの 星澤幸子

第3章 命をつくる食事 星澤幸子

第4章 いつ・何を・どう食べたらよいか 鳴海周平

Contents

■巻末：こころとからだに効くレシピ　225

いももち／いももちのかす汁／いももちのごまダレ・くるみダレ・しょうゆダレ／さんまのまんま／にんじんのきんぴら／かぼちゃのおふくろ煮／玄米お膳：発酵玄米／発酵玄米セット／即席味噌汁／五目豆／ぱりぱり昆布の豆腐ディップ／ほたてのとろろ昆布じめ／アスパラのスタミナソース／トマトのはちみつソース／鮭と野菜の揚げびたし／すいとん鍋／ひすい豆腐／そばいなり／もずく納豆／ごぼうの丸煮

註：本書では「気」を「氣」という文字に統一しています。
これは中にある「米」が私たちとって生命力の源であること、そして八方に光を放つ太陽を表していることをたいせつにしたいと思ったためです(著者)。

第1章

食べもの問答

「食」にまつわる11の疑問に答える

星澤幸子＋鳴海周平

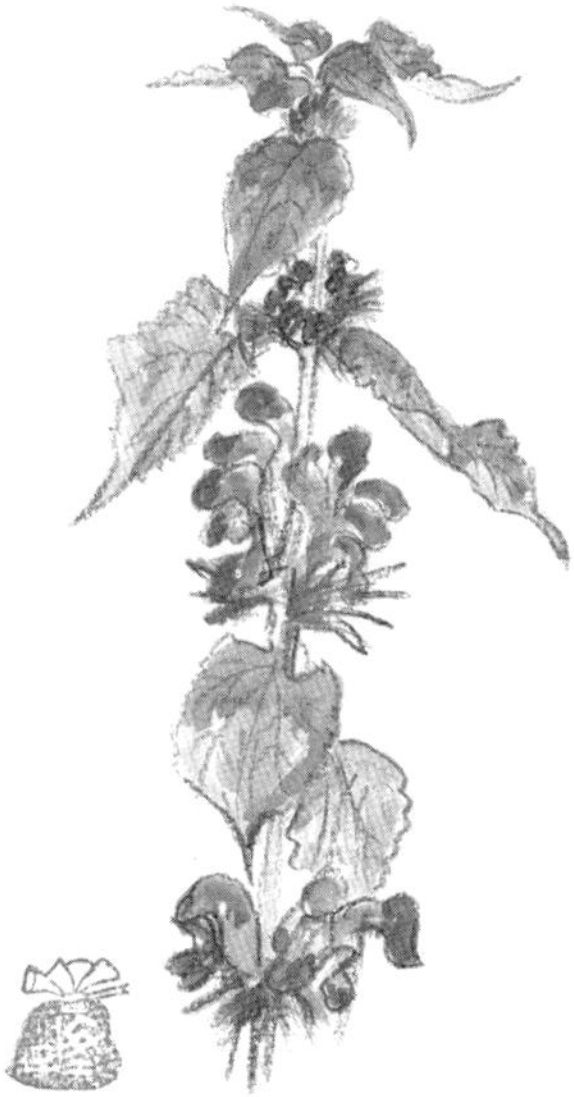

Q1　食べる順番は健康に関係ありますか？

鳴海　最近、食べる順番を変えるだけで、長年の生活習慣病などが改善される、という健康法が話題になっています。
「食べるもの」を制限しなくても「食べる順番」を変えるだけで、血糖値や血圧などに良い変化が現れるとしたら、これは取り組みやすいですね。

星澤　食事療法の辛いところは、好物を制限しなくてはならないことが大きいでしょうから、食べる順番を変えるだけでよいとなると、氣持ち的にもずいぶん楽だと思います。

鳴海　「食べる順番療法」を考案した梶山内科クリニックの梶山靜夫《かじやましずお》先生によると、高血圧・高血糖・高脂肪の「三高」は、すべてインスリンというホルモンが関係しているそうです。このインスリンの分泌を緩やかにすると「三高」が改善される。
炭水化物を先に食べるとインスリン分泌は急増しますから、まずは野菜類から、次にタンパク質のおかず、最後にご飯などの炭水化物を食べる、という順番がインスリン分泌を緩やかにしてくれるんですね。

星澤　野菜には食物繊維も豊富に含まれていますから、先にお腹に入れておくことで、あとから入ってくる食べものの糖が緩やかに吸収されるのでしょう。

フランス料理のコースは、前菜、サラダ、スープ、肉や魚のメイン料理と続きますし、日本の懐石料理でもご飯はいちばん最後に出てきますものね。

やはり、先人たちの智恵は素晴らしい！

鳴海　考案者の梶山先生は「食べる順番療法」について４つの基本ポイントを紹介しています。

①まず野菜から食べる
②次にタンパク質のおかずを食べる
③最後にご飯を食べる
④よく噛んで、ゆっくり食べる

星澤　④の「よく噛んで、ゆっくり食べる」こともたいせつですね。

よく噛むことは「唾液が出て消化・吸収が良くなる」「脳への血流が良くなり認知症の予防になる」「顎の筋肉が強化されることで全身の筋肉も活性化する」などの効果があります。食べものが入ってから満腹中枢が感知するまでは時間差がありますから、ゆっくり食べることでその時間差を埋めることもできます。また、たいていの菌は30秒間唾液に浸けるだけで無毒化されるそうです。

これだけ良いことがあるんだから、ほんと噛まなきゃもったいない。

鳴海　「食べる順番を変えたけど、血糖値が変わらない」という方は、食べるスピードが速いという共通点があるようです。

梶原先生は「食べる時間を意識すること」もっと具体的にいうと「野菜を食べはじめてからご飯を食べるまでに、最低でも10分以上はかけること」という目標を提示しています。

時間をかけてゆっくり食べると、食事量は少なくても満足できますから、昔からよくいわれている「腹八分目」を簡単に実現できてしまうという効果もありますね。

星澤　パンやパスタなどの粉食よりもご飯のような粒食の方が、噛む回数も多くなりますし、消化吸収に時間がかかるぶん腹持ちが良くなって食べ過ぎ防止にもなります。おかずでも、噛みごたえのある食材を使用することや、具材を大きめに切ることで自然に噛む回数を増やすことができます。

食材は噛めば噛むほど美味しさが感じられてくるものですが、この「美味しい」という感性は自身のからだに合っているかどうかの判断にもなっているように思います。

鳴海　おっしゃるとおりですね。「美味しい」とか「あれが食べたい」というからだの声は、何より精巧なセンサーだと思います。

食べる順番も「絶対これでなくては」というこだわりを持ち過ぎることは、頭（知識）で判断していることになりますから、最優先は「からだの声」でいいのではないでしょうか。

ただし、本当の「からだの声」と、習慣からくる「惰性的な欲求」は違いますから、体調が氣になる方は、まず「食べる順番」を意識してみるといいでしょう。からだのリズムが調ってくると、意識しなくても健康に良い順番になっていると思います。

A　まずは野菜から、次にタンパク質、最後に炭水化物を食べるようにすることは、健康に良い影響を与えてくれます。

Q2　水はたくさん飲んだ方がよいのでしょうか？

鳴海　1日に1・5〜2リットルの水を飲むことを勧める「水飲み健康法」というものがありますが、そのいっぽうで「水を飲み過ぎてはいけない」という専門家もいます。どちらも自信たっぷりに自説を述べているので、いったいどちらが正しいのか迷っている方も多いのではないでしょうか。

星澤　私も本を読んで、毎日少なくとも1・5リットル飲んでいました（笑）。

結論からいうと、喉が渇いたら飲みましょう、ということに落ち着いています。

というのも、1年くらい続けた頃から心臓がドキドキして、不整脈のような症状が出てきたんです。おかしいなぁ、と思っていろいろ調べてみたら「水をたくさん飲み過ぎるとおきる症状」ということがわかりました。

水をたくさん飲むということは、それだけの量を循環させる必要があるわけですから、ポンプである心臓や、濾過《ろか》する腎臓に負担がかかって当然なんですね。

やめたらピタリと症状も治まり、「過ぎたるは及ばざるが如し」をつくづく実感しました。ただ、年齢を重ねると「喉が渇いた」という感覚が鈍るそうですから、1時間半から2時間おきに、飲みやすいよう傍に置いて飲む習慣をつけるとよいようです。

鳴海　漢方医学に「水毒」という考え方があって、これは水分の摂り過ぎでもおこるとされています。倦怠感やむくみ、冷えなどの症状の他に、今おっしゃったような心臓や腎臓への影響もあるでしょう。

からだの感性が調っていることが前提ですが、私も「喉が渇いたら飲む」という考え方に同感ですね。

星澤　私たちのからだは60～70％が水分ですから、どんな水を摂取するかも大事ではないでしょうか。

スーパーや自販機などで外国産の水が売られていますが、昔から旅行に行く時は「水が変わるから氣をつけなさい」と言われたものです。氣をつけなさい、と言われる外地の水をわざわざ買って飲んでいるなんて、昔の人に怒られますよね（笑）。お勧めは、自分の住んでいる土地の湧き水です。近くに湧き水がなければ、ご自宅の水道水に浄水器をつけて飲むといいでしょう。

鳴海　ペットボトルで売られている水を飲む場合は、なるべく近くで採水しているものを選ぶといいですね。さらに非加熱処理のものだと、より天然の良さが味わえると思います。

私たちのからだも自然界の一部だと考えれば、暮らしている土地のものを摂取することが、もっともからだの喜ぶことでしょう。

星澤　あとは、あまり冷やさないこと。キンキンに冷えた氷水を飲んでいる人を見かけることがありますが、冷たい水は胃のまわりの温度を著しく低下させます。これは消化に影響を及ぼす可能性がありますから、なるべく常温以上で摂取してくださいね。

A「過ぎたるは及ばざるが如し」
本能に従って、水は喉が渇いたら飲むという程度でよいでしょう。

Q3　肉は食べない方がよいのでしょうか？

鳴海　先日、本屋さんで「肉は食べるな」という本の隣に「肉を食べなさい」という本が並んでいました。本屋さんの戦略にのせられて両方買いましたが（笑）、これもけっこう迷っている方が多いと思います。

星澤　どちらの主張も自信たっぷりですものね。

基本的なことは、私たちのからだのつくりからわかると思うんです。

例えば、歯の構成を見ると「臼歯《きゅうし》20本、門歯《もんし》（切歯）8本、犬歯《けんし》4本」の計32本です。臼歯は臼《うす》のような形をしていますから、穀類のように擂《す》りつぶす食べものを全体の60％くらい摂るといい。門歯は草食動物の歯ですから、野菜類を25％くらい。犬歯は肉食動物の歯ですから、魚や肉を15％くらい摂取することが、自然の理に適ったバランスであることを教えてくれています。

狩猟時代のご先祖様も大型動物の肉を入手するにはたくさんの人手が必要だったでしょうから、そうしょっちゅうは食べられなかったでしょう。毎日食べてもいいのは、1人でも収穫できるような野草や穀物、木の実、果物といった食材だったのではないかと思います。

だから、肉はまったくダメということではなく、摂り過ぎなければいい、というふうに考えればいいのではないでしょうか。

鳴海　江戸時代の哲人である、水野南北《みずのなんぼく》さんと貝原益軒《かいばらえきけん》さんも「過度の肉食は身を損ねるが少量なら良い」と述べていますね。これは、歯の構成比率説とも合致すると思います。

「肉を食べてはいけない」と言う人も「肉を食べなさい」と言う人も、それぞれ自らの経験に基づいて、からだが喜んでいると感じているほうをお勧めしているのでしょうが、どんな氣持ちでその食材と向き合うか、という「こころのあり方」もずいぶんと大きなウェイトを占めているのではないでしょうか。

108歳で天寿を全うした蟹江《かにえ》ぎんさんの大好物はフライドチキンだったそうですし、4姉妹の娘さんたちも皆、肉がお好きだそうですよ。でも逆に、肉はいっさい食べないけれども、とてもお元氣な方もいらっしゃる。

京都府綾部市で自給自足の暮らしをしている若杉友子《わかすぎともこ》さんは、今年76歳になるそうですが、毎日の畑仕事に加えて講演会や料理教室で全国をまわるというハードスケジュールを長年こなしていらっしゃいます。新聞も眼鏡なしで読めるし、白髪もほとんどない。病院にも行ったことがないそうです。

私は、人間とはなるべく遠い存在のものをいただくことが理に適っているように思うので、4本足より2本足（鳥類）、さらに1本足（キノコ類）、そして足のないもの（穀類、野菜、海藻、果物）という基準で考えています。遠い存在をいただいた時の方が、からだに馴染む感じがするんですよね。

自らの経験を基にした信念体系が強くなればなるほど、からだに及ぼす食材の影響も大きく左右される。私はそんなふうに感じています。

星澤　「美味しい！」と素直に感じられたら、からだが喜んでいることがわかりますものね。からだに馴染む感じがしますし、食べるものの質が良い時、自然に「美味しい」という言葉が出るのではないでしょうか。

お肉を食べてからだが喜んでいると感じる人は「美味しい」と思える量の範囲でいただけばいいし、まったくからだが受けつけない人は、別な食材、例えば大豆製品などが必要な栄養素を補ってくれます。

食べ方や量は自分のからだと相談しながら、からだが喜ぶようにしてあげたらいいですね。一生の間の食事回数には限りがありますので、今日何を食べるかということは、私にとって仕事と同じくらいの重要課題です。

現在、肉類のほとんどは工夫が凝らされた合理的な生産をされていますが、理想は野生で狩猟されたジビエ（※）のような食材ですね。ヨーロッパでジビエは高価な食べものとして珍重されています。

自然の中で生かされている私たちだからこそ、同じ自然界の仲間である存在にも敬意をはらいながら、自然であることから遠くなりたくないものです。

※ジビエ＝狩猟などで得られた野生鳥獣の肉。

A　美味しいと感じる適量をいただくのであれば、肉を敬遠することはありません。食材に感謝して、自分のからだが喜ぶ食べ方をしましょう。

Q4　健康に良い油と良くない油の違いを教えてください。

星澤　「油断大敵」という言葉があるくらいですから、油は本来からだに必要なものです。ただ、油に限ったことではありませんが、人工的に手を加えたものが多すぎること、そして摂取量とそのバランスが問題なのだと思います。

鳴海　人間の細胞膜は脂質でつくられていますから、必要な栄養素であることは間違いありません。ただ、おっしゃるとおりその質と量、バランスがとてもたいせつです。

脂質は主に、肉類などに多く含まれる「飽和脂肪酸」と、魚や植物に多く含まれる「不飽和脂肪酸」に大別され、「不飽和脂肪酸」はさらにオメガ3、オメガ6、オメガ9の脂肪酸に分類されます。

・飽和脂肪酸……肉類の脂身（牛脂、ラードなど）、バター、チーズ、ココナッツオイルなど

・不飽和脂肪酸

オメガ3……亜麻仁油《あまにゆ》、シソ油、青魚の脂

オメガ6……サフラワー油、コーン油、ベニバナ油、大豆油

オメガ9……オリーブオイル、ゴマ油、菜種油

星澤　バランスという観点では、飽和脂肪酸と不飽和脂肪酸、そして、不飽和脂肪酸のオメガ3、6、9の比率がたいせつになってきますね。

現代人は、飽和脂肪酸とオメガ6の摂取割合が高いといわれています。つまり、肉類と揚げ物です。

肉を使った料理が冷めると、脂は白く固まります。牛や豚などの動物は、私たち

よりも体温が高いので、からだの中に入った時にも同じようなことがおきていると考えられます。

魚は逆に私たちよりも温度が低い環境に暮らしていますから、脂も固まりにくいでしょう。魚の中には、人間に触られただけで火傷《やけど》をしてしまうものもいるそうですよ。

鳴海　東京医科歯科大学名誉教授の藤田紘一郎《ふじたこういちろう》先生は「食事の中心は野菜と魚、週に2~3回だけ肉」という食事バランスを勧めていますね。

オリーブオイルやゴマ油などに含まれるオメガ9脂肪酸は、酸化しにくく熱にも強いですから、いろいろな料理に使えるでしょうし、亜麻仁油などに含まれるオメガ3脂肪酸は熱や酸化にあまり強くありませんから、冷蔵保管してサラダなどに使用するといいでしょう。

オメガ3脂肪酸（亜麻仁油や青魚の脂など）とオメガ9脂肪酸（オリーブオイルやゴマ油など）の摂取を意識してみることがポイントですね。

星澤　欧米で表示の義務付けや、使用に制限がかけられているものに、トランス脂肪酸があります。マーガリンやショートニングなどに多く含まれていますが、本来は常温で固まらない植物性の油に水素などを添加することで変質させていますから、とても人工的な油です。

鳴海　脂肪を研究している科学者たちは、油に水素添加することを「オイルをプラスチック化する」と表現するそうですね。プラスチックはもともと自然界に存在するものではありませんから、それほど不自然な油だということでしょう。

私たちのからだが自然界の一部であることを考えると、できるだけ摂取を控えたい油ですね。

A　健康に良い油は、なるべく人工的に手を加えていないもの。さらに、摂取量とそのバランスに氣を配ることがたいせつです。

Q５　１日１食と２食と３食では、どれが健康に良いのですか？

鳴海　1日何食が健康に良いのか、という本もたくさん出ていますね。私は「お腹が空いたら食べればいい」という考えなので、あまり回数にはこだわっていません。からだの声に耳を傾けていれば、その日によって回数も変わるのが当然だと思います。

星澤　私もまったく同感です。本を読んで得た知識も、それはそれでたいせつなのですが、もっと自分の本能を信じた方がいい。「お腹が空いた」という感じこそが「食べ時」を教えてくれているのですから。

鳴海　あまりにも簡単に答えに行き着いてしまいましたね。せっかくなので、もう少し話しましょう（笑）。

まずは「1日3回がいい」という説ですが、これは栄養学的な観点と、自律神経のバランス（腸の働き）という観点から説明されることが多いようです。

順天堂大学医学部教授の小林弘幸《こばやしひろゆき》先生は、自律神経のバランスを調える「時計遺伝子」を活性化させるためにも「朝食はしっかり摂る方がよい」とおっしゃっています。食事が腸に刺激を与えてくれることも「1日3回」を推奨している理由のようです。

一〇八歳で天寿を全うした蟹江ぎんさんは「朝のご飯がうみゃーと、1日がね、それはシャワやかです」が口癖で、4人の娘さんたちは「3食はしっかり食べる。腹八分目がいちばんだよ」と躾けられたそうですよ。

星澤 昔から「朝食は金、昼食は銀、夕食は銅」とも言いますものね。

こうしてお話を聞くと、1日3食がやっぱりいいのかしら？　って思っちゃうかも（笑）。もっとも、「朝食は摂らない方がいい」という先生たちは「朝食は禁」と言っていますけどね。

鳴海 「金」と「禁」ではたいへんな違いですね（笑）。

インドの伝統医学であるアーユルヴェーダでは、朝・昼・夜の理想的な食事バランスを、2：3：1としているようです。昼食に重きをおく、という考えです。

朝は軽めに、という専門家の方もけっこう多くて、アンチエイジング研究の第一人者である白澤卓二《しろさわたくじ》先生は、野菜と果物のジュースを勧めています。星澤先生も、朝は手作りジュースでしたね。

星澤 はい、毎朝手作りしています。自分で作ると、野菜も果物も元の形がわかりますし、良いものを使うこともできて安心していただけますから。

「午前中は排泄の時間、午後は摂取の時間、夜は吸収の時間だから、昼にしっかり食べるといい」という説も、なるほどなぁと思います。私も1日の中では昼食をいちばんしっかり食べることが多いですから、実感としてわかりますね。

鳴海　朝をしっかり、昼をしっかり、とくれば次は、夜をしっかり派です（笑）。

夕食に重きをおいていらっしゃるのは、私も長年懇意にしていただいている帯津《おびつ》良一《りょういち》先生です。ホリスティック医学の第一人者としても著名な帯津先生は、毎夕食を「最後の晩餐」と言って、何よりたいせつにしています。午後6時半からはお酒を飲みながら食事を楽しむのが日課で、このペースはほぼ崩れません。

星澤　以前、帯津先生と一緒に講演をさせていただいた時に、ちょうど午後6時半を挟むようなスケジュールでしたから、講演の壇上でビールを飲みながら、私の作った夕食をつまみにしてトークセッションをしました（笑）。健康の秘訣は「朝の気功（太極拳）に夜の酒」だとか。夕食を何よりたいせつになさっているんですね。

鳴海　聖路加国際病院理事長で今年102歳になられる現役医師の日野原《ひのはら》重明《しげあき》先生

の食事は、朝がオレンジジュースにテーブルスプーン1杯のオリーブ油（15cc）を注いだものと、小ぶりのバナナ1本。昼は牛乳1杯とクッキー2〜3枚。その代わり、夜はしっかりと召し上がるそうです。

作家の五木寛之さんも午前2時に焼き肉屋に行くことがある、と『健康問答』（平凡社刊）で述べていますね。

星澤　夜にしっかり派も、皆さんお元氣な方ばかり。日野原先生は少量にしても3食召し上がっているのですね。お腹が空っぽというのは力が出ませんので、自分に合う食事の量や質を考えるべきでしょう。

一説によると、江戸時代の中頃までは1日2食が当たりまえだったとか。ヨーロッパでも18世紀まではやはり2食の地方が多かったらしいですから「3食は食べ過ぎ」という説にも説得力がありますね。

鳴海　ベストセラーとなった『「空腹」が人を健康にする』（サンマーク出版刊）の著者であるナグモクリニック・南雲吉則《なぐもよしのり》先生は「1日1食」を提唱しています。30代に見えるけど実は58歳、というインパクトは説得力がありました。南雲先生はその1食を「夕食」で摂ることを勧めています。

本当に、皆それぞれの持論があって、どれも「なるほど」と思うものばかりですから、本を読めば読むほど迷ってしまう、ということになるのでしょうね。


星澤　外から得た知識で考えようとするから迷うんですよね。1日に1食も2食も3食も、全部試してみたらいいんです。

その上で「あー、今の自分にはこのくらいのペースがいいみたいだな」ということが経験としてわかってきます。からだは誰のものでもないわけですから、自分のからだに訊いて「お腹が空いていたら食べる」というのが基本中の基本ですし、時間がきたらお腹が空く食べ方や生活習慣が大事なのでしょうね。

あら、結局もとに戻ってしまいましたネ（笑）。

A　基本は、お腹が空いたら食べること。からだの声に耳を傾けると、その時の自分に合った食事スタイルがわかります。

Q6 休肝日は必要ですか？

鳴海　「百薬の長」ともいわれるお酒ですが、お医者さんの中には「1週間に1日は休肝日を設けた方がいい」と言う方もいますね。

星澤　私はあまり意識したことがありません。もちろん個人差もありますが、原則的に休肝日というのは必要ないと思っています。

鳴海　私もほぼ毎日いただきますね。からだが受けつけない（あまり飲みたくない）時は飲みませんが、それも月に1回あるかどうか。体調が何よりのバロメーターだと思っています。

お酒の効用についてはさまざまな国での研究データがありますが、どのデータもほぼ例外なく「適量飲酒」の人たちが元氣で長生きしています。

星澤　その「適量」というのがなかなかねぇ（笑）。今でこそ私も1日2合くらい？　にとどめることができるようになりましたが、若い時はむちゃもしました。1日5合くらい平気でしたし、次の日まであまり残らないので「これが私の適量！」

くらいに思っていたのですが、さすがにちょっと飲み過ぎだったかもしれませんね。さまざまに勉強しているとそんなことをしている場合ではない、ということが身に染みてきまして……。無理せずともからだが制御するようになりましたね。

鳴海　酒豪伝説は、かねがね伺っております（笑）。

「適量」は人それぞれでいいと思うんですね。私は「美味しいと感じているうち」で「翌日残っていない」という2つを、適量の目安にしています。

からだが、いちばんよく「適量」を知っているわけですから、「美味しい」と思えているうちは、からだが喜んでいる証拠。また、翌日残っているようであれば、からだの処理能力をオーバーしている証拠だと思っています。

星澤　なるほど、わかりやすい判断基準ですね。

一般的にいわれている「適量」は、ビールだったら中ジョッキで2杯、ワインならグラス2杯、日本酒は2合、ウイスキーや焼酎は割ったもので2杯が一つの目安になっているようです。

NTT西日本東海病院・総合健診センタ長の倉知《くらち》美幸《みゆき》先生は「1週間トータル飲

酒法」として、「日本酒に換算して男性は週に14合まで、女性は週に10合まで」ということを提唱されていますから、こちらも平均すると1日2合ほど。すべて「2」ですから、覚えやすいですね。

どなたかが「酒と女は2合（号）まで」と言っていたので、すっかり覚えてしまいました（笑）。

最近、お酒が自分のからだにどの程度適合するか、という遺伝子検査をしたのですが、おかげさまで仲良くしてもよいからだのようで、ほっとしています。人によってはまったく適合しない人もいますので、くれぐれもご自分のからだと相談ですね。

A　お酒の適量は人それぞれ。体質やその時の体調にもよりますが、次の日がすっきり目覚めの良い程度にとどめましょう（基本的に休肝日は必要ないと思っていいでしょう）。

Q7　添加物はからだに害がありますか？

星澤　最近の遺体は傷みづらい、という話を聞いたことがあります。昔と比べて、お棺の中に入れるドライアイスの量が少なくて済むのだそうで、それはきっと合成添加物を摂り過ぎているからではないかというんですね。

日本人が1日に摂取している添加物は平均約11g。1年間で何と、約4kgという驚くべき量になります。

2013年現在で、使用が認められている合成添加物は431品目。因果関係ははっきりしていないようですが、使用量や頻度、その時期などから考えても、ひどいアレルギーが増えてきたことと何らかの関係があるのではないかと思っています。

鳴海　前出の白澤卓二先生は、アメリカにおける栄養療法の第一人者として知られるファーマン博士の研究を例に、加工食品の割合が50％を超えると免疫系が何らかの反応（アレルギーなど）を示すことがわかっている、と述べています。

添加物を使用している加工食品ほど、原料がもともと持っていた自然界のバランスが崩れている可能性が高いと考えられます。そんな不自然な食品の割合が半分を超えてしまうと、からだが「もうそれは食べないで」と訴えかけてくる。それが免疫系の反応であるアレルギーなどとして現れるのではないでしょうか。

星澤　人間も自然界の一部ですので、自然界からかけ離れるほどからだに何らかの影響があるのは当たりまえのことなのかもしれません。

その季節に採れる旬の食材を用いて料理を作った場合、原料もすぐに使用しなくてはなりませんし、作った料理も数日で傷んでしまうでしょう。昔の人たちは、食べきれない分を塩蔵や発酵などの技術で保存性を高め、からだにも良いものに変えてきましたが、工業化された現代ではこうした手間を合成添加物で補っているところが多いのです。

流通業者にとっては腐らないのが都合の良い食品でしょうが、腐らないということは微生物が生きられない環境ということでもあります。微生物が食べものと見なしていない不自然なものが食品として堂々と販売されている状況は、決して好ましいことではありませんね。

鳴海　免疫力の70％は腸で生成されているといわれていますが、その腸内環境を大きく左右している腸内細菌は、どうやら保存料などの合成添加物を嫌うようなのです。

前出の藤田紘一郎先生は、著書の中で「食品添加物を含む食品を頻繁に食べている人の糞便は、決まって少なく、貧弱です。人の糞便の半分は、腸内細菌やその死骸です。ウンチが小さいということは、腸内細菌の数が少なく、働きも悪いことを表しているのです」と述べています。

自然からかけ離れるほどに、私たちのからだはさまざまなサインを発してその危険性を教えてくれているのだと思います。

星澤　合成添加物ではありませんが、マグロなど大型の魚にも有害金属の汚染リスクがあるといわれていますね。

工場排水などから有害物質が海へと流れ出し、プランクトンから小魚、そして最終的には大型の魚へと蓄積されます。これは、土壌に染み込んだものが植物を介して家畜などに行き着くことも同じで、要は食物連鎖の上にいけばいくほど、有害物質の量が多くなっていくという構図です。
食物連鎖の最終的な頂点は人間ですから、それだけリスクも大きいということになりますね。しかし、そうはいってもあまり過剰に反応しすぎては「食べる楽しみ」というたいせつなことを見失ってしまいますから、できるだけの配慮はしながらも、有害物質を体外に出してくれるデトックス食材（例えば玄米やゴボウ、昆布、ネギ類など）を上手に活用するなどして、解毒や中和がスムーズに行なわれるからだづくりをしておくこともたいせつだと思います。

鳴海　添加物のリスクは、主食をご飯にするだけでもずいぶん減らすことができますね。ご飯が主食だと、味噌汁に納豆、漬け物、焼き魚、お浸しや卵焼きなど、添加物ばかりでなく油脂や砂糖もあまり使われていないおかずが並びます。
これがパンだと、主食そのものにも添加物や油脂、砂糖が使われている場合が多いですし、ジャムやバター、マーガリンを使うこともあるでしょう。おかずもハムエッグやソーセージ、ベーコン、ドレッシングをかけたサラダといった添加物リスクの高いものが多くなります。

食習慣は毎日のことですから、この積み重ねは大きいと思いますよ。

星澤　加工された食べものを買う時には、必ず裏の表示も見ていただきたいですね。見たり聞いたりしたことがないようなカタカナ表記がたくさん並んでいたら、それは合成添加物の可能性が高い。また、たくさんの表記があるのもリスクが高いと判断していいでしょう。香料や着色料、防腐剤の類いも避けるにこしたことはありません。最初のうちはわかりづらくても、氣をつけて見ているうちにだんだんわかるようになってきます。

現在の日本の法律では、キャリーオーバー（※）のように表示を免除される場合もありますから、100％完璧に見分けることは困難ですが、まずは裏返して表記を見る、という習慣をつけるだけでも、かなりの確率で添加物の摂取を減らすことはできるでしょう。

※キャリーオーバー＝例えば、ポテトサラダの場合、原料として使われるマヨネーズやハムなどについて、それらの原料まで表記する義務はないという法律による取り決め。

A　合成添加物はなるべく摂らない方がよいので、原料表記をよく見て買いましょう。

Q8　1日に30品目食べた方がよいのでしょうか？

鳴海　「1日に30品目食べましょう」というフレーズは、一時期あちらこちらで聞かれましたね。これは、1985年に旧厚生省が作成した『健康づくりのための食生活指針』に書かれてある言葉ですが、現在ではほとんど見かけなくなりました。

当時はまだ栄養不足だった時代の名残で「1日30品目摂っていれば栄養のバランスもいいだろう」とか「多少毒性のあるものが紛れていても種類が多いとリスクは減るだろう」といった考え方があったのかもしれませんね。

星澤　たしかに、添加物や農薬が使われているような食品の場合は、同じものばかり食べているとリスクは高まるかもしれません。

しかし、先祖はどれほどの種類を食していたでしょうか。遺跡から見てもわずかな種類でしかありません。食材に力があれば、ごく限られた種類でも間に合うのです。栄養的バランスというより、先に述べたリスクを少なくするということでしたらわかりますが、むしろ現代はさまざまなものの食べ過ぎを心配すべきではないかと思います。

「癌」という字は、「品もの」を「山」のように食べると書きます。品という字には口が3つもありますから、食べ過ぎを戒めている漢字だと思うと納得がいきますよね。

流通が発達して、遠い地域の産物が簡単に入手できるようになったことも「飽食の時代」に拍車をかけているでしょう。

「ご馳走」という字は「馬を走らせる」と書くように、歩いては行けないような距離のところから食べものを調達してくることを表しています。つまり、滅多に食べられないもののことです。現代のように「ご馳走」だらけの食卓は、自然の摂理から離れてしまっているといえるのではないでしょうか。

鳴海　暮らしている地域で採れた食材だけを使うと、食卓はかなりシンプルになるでしょうね。

江戸時代に活躍した観相家の水野南北さんは「食の慎みこそたいせつ。粗食少食が開運を握る唯一の鍵」と述べています。「万に一つの誤りもなし」と絶大な信頼を得ていた観相家の言葉だけに説得力がありますね。

また、同じく江戸時代に宣教師として来日したフランシスコ・ザビエルは、手記の中に日本人の食のシンプルさと、健康長寿であることの驚きを記しています。簡素に見える食事の中に宿る、日本食文化のとてつもないパワーを実感したのだと思います。

星澤　自然の摂理に従っていたら、食は自ずとシンプルに落ち着くはずです。品数よりも、自分が住んでいる地域で採れた旬の食材に意識を向けること。

それでも、どうしても品数を増やしたい、という人は七味唐辛子をかけて七品目増やしたらいいですね（笑）。

A　食生活も「シンプル・イズ・ベスト」。30品目にこだわる必要はありません。

Q9　塩分はあまり摂らない方がよいのでしょうか？

鳴海　「塩分がからだに良くない」という説は、1960年代にアメリカの学者が、塩分を多量に摂取していた地域に高血圧の人が多かったことを発表したのが発端のようです。当時から反論もたくさん出たようですが、いつの間にかスタンダードな考えとして広まりました。

塩に関する研究データは本当にさまざまで、塩分の摂取量と高血圧には何の因果関係も認められなかった、という報告も複数あって、結論はいまだにはっきりしていません。

たしかに、都道府県別の平均寿命で男女共にトップとなった長野県では減塩を推進していますが、「歩け歩け運動」でからだを動かす機会を設けたり、野菜の摂取量が日本一であったり、と他にもたくさんの要因がありますから、これもはっきりと「減塩がいい」とはいえないと思います。

もっとも、おやつにも野沢菜漬けが出ていたくらい塩分摂取量が多い地域でしたから、それがりんごなどの果物にかわっていったことで、習慣化された塩分摂取量が、本来からだが欲している適量になった、ということはあるのかもしれませんが。

星澤　日本のように湿気が多い国では、食べものを発酵させて保存するためにも塩が必要不可欠でした。世界に誇るヘルシーフードである和食が、適度な塩分とは切っても切り離せない関係にあるのは、そうした食文化の歴史が大きく関係していると思います。四方を海に囲まれているのですから、そこから採れる塩を活かすことは自然の摂理にも適ったことでしょう。

問題は、せっかく海からいただいた恵みを、人間の都合で過度に精製してしまっていること。たくさんのミネラル分が入っているのに、塩化ナトリウム99・9％まで精製してしまうのは自然界の組成を崩してしまっていることになります。

自然の状態に近い天然塩であれば、心臓や腎臓などに持病があって塩分を摂ってはいけない、という人以外、特に減塩を氣にする必要はないと思います。それでも氣になる人は、塩麹やお酢を味付けに活用するといいですね。

鳴海　前出の帯津良一先生は、自分の病院の婦長さんにゲルソン療法という「塩分をいっさい摂らない」という食事療法を体験してもらったそうです。体験3日目くらいにひどい頭痛に襲われたので咄嗟に持参の塩昆布を食べたところ、すっきり治ってしまったといいます。

「塩はやっぱり必要なんだよ」と、しみじみおっしゃっていました。

星澤　下痢や嘔吐が続いて脱水症状がおきた時に、水だけを飲ませてもすぐに吐き出してしまうのは、体内の塩分濃度をそれ以上薄くしないためだそうです。

そんな症状も「生理食塩水」で症状が改善するのは、からだが塩分濃度を何より重要視している証拠でしょう。血も汗も涙もしょっぱいのは、からだに塩が必要であることの何よりの証しだと思います。

鳴海　「手塩にかけて育てる」とか「いい塩梅《あんばい》だ」という言葉からも、先人が塩をいかにたいせつにしていたかがわかります。母なる海はしょっぱいし、神棚にお供えするのも、水と米と塩。必要なものは自然の恵みとして存在し、それを先人たちがきちんと伝えてくれていたんですね。

A　塩分摂取を制限されている人以外は、あまり神経質に減塩にこだわることはありません。ただし、なるべく自然に近い塩を使いましょう。

Q10　甘いものは良くないというのは本当ですか？

星澤　白砂糖を摂り過ぎると良くない、といわれる理由に、人の手を加え過ぎているということがあります。油のところでもお話ししましたが、自然からかけ離れるほど、からだは喜ばないんですね。

白砂糖は、精製によってほぼ１００％という純度になった糖質です。ご飯は35％、うどんや蕎麦は20〜30%、サツマイモの甘いものでもせいぜい40%ほどという糖質ですから、これは本当に驚くべき純度！ 人工甘味料にいたっては、さらに自然からかけ離れてしまうでしょうね。

鳴海 白砂糖は、サトウキビや甜菜《てんさい》を搾ったあとの精製過程で、もともと含まれていたビタミンやミネラルがほとんど失われてしまいます。精製の度合いが高くなると、どうしても自然とかけ離れてしまう可能性も高くなる。

人間＝自然の一部であれば、自然とかけ離れたものを摂らないにこしたことはない、ということになるでしょう。

ただ、「甘いものは別腹」という言葉があるほど、甘いもの好きが多いのもまた事実です。そういった人は、我慢するストレスもまた大きいと思いますので、なるべく自然に近いものを摂るようにこころがけてみてはどうでしょうか。

星澤 そうですね。なるべく精製度合いの低い、黒砂糖やキビ砂糖、甜菜糖、メイプルシュガーや蜂蜜などがいいでしょう。水飴や米飴、みりんなどもいいと思います。

鳴海　『粗食のすすめ』（新潮文庫刊）の著者で管理栄養士の幕内秀夫《まくうちひでお》先生は「甘いものはこころの栄養」とおっしゃっています。

甘いものを食べた時に、何となくからだに馴染む感じ、ホッとする感じがするのは、その時のからだが必要としていることに加えて、こころも喜んでいるのでしょうね。

私は、甘いものを食べる時に「中和作用」というのを感じることがあるんです。例えば、和菓子であれば餡《あん》と白砂糖、チョコレートだとカカオと白砂糖、というように、相性の良さでデメリットをカバーしているような、そんな感じを受けるんです。甘いもの好きの言い訳ですかね（笑）。

星澤　それはきっと、白砂糖の持つ不都合さを「黒い食材」が中和してくれているのかもしれませんね。陰陽のバランスから見ても、色の違う食材どうしがお互いの良さを引き出し合ったり、不都合な部分を中和してくれたり、ということは十分考えられることです。小豆餡《あずきあん》を使った和菓子にも、先人たちの智恵が活かされていたんですね。

でも、鳴海さんは美味しいお菓子を選ぶのが本当に上手で、よく召し上がる割には超スリム……。やはりバランスでしょうか？

A　甘いものを食べる時は、なるべく自然に近い糖分を使用しているものや、中和作用を伴っているものを選ぶといいでしょう。

Q11　からだに良い食べものの選び方を教えてください。

星澤　からだは食べたものの結果ですから、何を食べてきたかが、その人の健康状態を大きく左右しているということがいえます。だから、体調が良くないな、と感じた時に「食事に問題はないだろうか？」と反射的に考える癖をつけることがとてもたいせつだと思うんですね。

すぐにお医者さんや薬に頼ろうとすることは、本当の根っこの部分を見つめる機会を逃してしまっているのではないでしょうか。

鳴海　からだは、本来その時に必要なものをすべてわかっているのだと思います。だから、からだの声を素直に聞くことができたら、心身はいつも健康でいられるはずなんですね。

おっしゃるとおり、お医者さんや薬にすぐ頼ってしまうことは、からだの声を聞こうとせず、外に解決策を求めているようなものです。まずは、答えは自分のからだが知っている、という考え方を基本におく必要があるでしょうね。

星澤　からだの声が聞こえなくなっている大きな要因は、長年の惰性的な習慣や、頭（知識）で判断しようとしていることなどでしょう。

健康本を読んで、よけい迷ってしまうようではかえってよくありません。あっ、ちなみにこの本は読んだ方がいいですよ！（笑）。

まず、自分に声を出して聞いてみましょう。「どうしてほしいの？」と。すると、だいたい返事が返ります。声は聞こえませんけどね（笑）。その声を無視していると、あとで大きなしっぺ返しがくる……という図式です。

今はからだの声が聞こえにくい状態だな、と感じていらっしゃる方は、とりあえずこれからお話しするいくつかの提案を参考にして、食生活を見直していただくといいでしょう。

からだが本来の感性を取り戻して、からだの声が聞こえるようになるまで、ぜひ続けてみてほしいと思います。

◆基本的な考え方

星澤　明治時代に石塚左玄《いしづかさげん》という人が提唱した「食養」という考え方は、からだが本来の感性を取り戻すうえでとても役に立つと思います。

・穀物を主食とする
・副食は動物性のものよりも植物性のものをメインに
・肉類は多食を避け、野菜といっしょに食べる
・昆布やワカメ、ヒジキなどの海藻類を取り入れる

・食べものの陰陽バランスを考える
・住んでいる土地で採れた旬のものを食べる

鳴海　この問答で話題にしてきたことばかりですね。最初からこの項だけでもよかったくらい（笑）。

やはり、日本人には日本の伝統食が合っているということなんですね。からだが本来の感覚を取り戻すために、もっとも適した食事だと思います。

星澤　要は「我々の先祖が何を食べてきたか」ということです。

暮らしている土地に合った産物が、長い年月をかけてからだの元をつくってきたわけですから、ご先祖から受け継がれた「食歴」はとても尊い宝物です。

住んでいる土地で採れた旬のものを食べると、からだがとても喜んでいることを実感できるはずです。

◆カタカナ食よりひらがな食を

鳴海　前出の幕内秀夫先生は「伝統食」に対して「カタカナ食」という言葉を用いていますね。例えば、パスタやピザ、ラーメン、シチュー、サンドイッチといったメニューです。

こうした食べものは、ひらがな食であるご飯や蕎麦、おにぎりなどと比べて、どうしても油脂や糖類、添加物が含まれる可能性が高くなってしまいます。

伝統食かどうかを見分ける方法の一つが「ひらがな食」「カタカナ食」というわけです。

◆液体でカロリーを摂らない

星澤　幕内先生は、液体でカロリーを摂らない、ということも提唱されていますね。スポーツ飲料やジュース類にはかなりの量の糖分が含まれています。糖分はカロリーですから、本来食べもので摂取するべきところを、液体で摂ってしまってはご飯が食べられなくなります。そして、ご飯が入ってこないから、からだはまた飲みものでカロリーを補給しようとする。その結果、痩せてはいないけれど栄養が足りていない人が多いともいわれています。

赤ちゃんのように歯がまだ生えていなかったり、何らかの原因で咀嚼《そしゃく》ができない人以外は、きちんと「噛んで食べる」ことが自然の摂理に適っていると思います。カロリーは食事で摂る、飲みものは水かお茶にする、ということを意識されるといいですね。ただ、お茶を飲む場合に氣をつけてほしいのは、緑茶やコーヒーのように刺激が強いものはもともと薬のようにして飲まれてきたものですから、あまりガブガブ飲むものではないということ。お茶を飲む時に「一服する」というのは、薬として飲まれてきた名残です。

水分補給でお茶を飲むなら、ほうじ茶や番茶、麦茶などがお勧めです。もともと茶色というのは、お茶の色ということでしょうから「お茶を飲むなら、茶色のお茶」と覚えておくといいですね。

◆加工食品はなるべく食べない

鳴海　添加物の項でもお話ししましたが、加工食品の割合が50%を超えると免疫系が何らかの反応（アレルギーなど）を示すことがわかっています。

私たちは自然界の一部ですから、なるべく自然に近いものを取り入れることが、心身を健康に保つ秘訣です。

加工の度合いと添加物がなるべく少ないものを見分けるために、3つのポイントを意識するといいですね。

①原材料の形がわかるもの
②原材料表示がシンプルなもの
③おばあちゃんの台所に昔からあったもの

ジャガイモは茹でると形がわかりますが、ポテトチップスになってしまうと元が何だったかわかりづらくなります。また、原材料表示にたくさんの文字が並んでいるものは、それだけ添加物を含んでいる可能性が高まります。

食品添加物は、昭和30年代を境にグッと増えたといいますから、おばあちゃんの台所に昔からあったものには添加物が少ないはずなんですね。

この3つのポイントに氣をつけるだけでも、食生活はずいぶんと自然の摂理に近くなると思います。

◆匂いの持つ意味

星澤　私たちは味覚以外にも、五感のすべてを使ってからだに必要なものを判断しています。中でも嗅覚は、食と密接な関係にあります。

例えば、米は炊き上がって初めて美味しそうな匂いがしてきますし、芋も茹であがったことが匂いでわかります。焼き魚も、クッキーのようなお菓子も、熱を加えてからある一瞬を境にして美味しそうな匂いがしてきますね。これが「もう食べられますよ」というサイン。賞味期限も、食べられるかどうかは匂いで判断できますから、表示に頼らなくてもいいのです。動物がフェロモンで相手を選ぶ本能も「嗅覚」でしょう？　匂いは大事ですから、匂いの好きな人じゃないとカップルになってはいけません。……ならないですよね。これ、とってもたいせつなことよ（笑）。

◆なるべく自然栽培のものを

鳴海　天使大学看護栄養学部教授の荒川義人《あらかわよしひと》先生は「農薬は、もちろん種類にもよりますが、流水でしっかり洗うと80％程度は除くことができます」とおっしゃっています。

もちろん、農薬はできるだけ使用しないで育てたものの方がよいのでしょうが、種類や量、価格、流通などの点から見ても、まだ広く普及する要件が整っていないのが現状です。

星澤　すべてを完全無農薬にするとなると、今はまだなかなかむずしいでしょうね。

私は「水に20〜30分ほど浸けておくといいですよ」とお伝えしています。農薬もずいぶんと少なくなりますし、パリッとして美味しくなります。

切っていなければ栄養価の流出も氣になるほどのものではありませんから、流水で洗ったり、丸ごと水に浸けたりすることで、農薬はある程度心配のない基準になると思います。

ただ、農薬や化学肥料の使用が増えはじめた昭和30年代後半以降に生まれた人たちから、アトピーを患う人が増えたともいわれていますから、やはりなるべく早く農薬や化学肥料に頼らない自然農法に立ち返っていくことが望ましいでしょうね。

A　本来、必要なものはからだが教えてくれます。感性が鈍っていると感じたら、なるべく加工食品に頼らず、素朴な食事をしてみましょう。また、「食養」の考え方などを取り入れて、からだの声が聞こえるように努力することもたいせつです。

第2章

「食」は人を良くするもの

星澤幸子

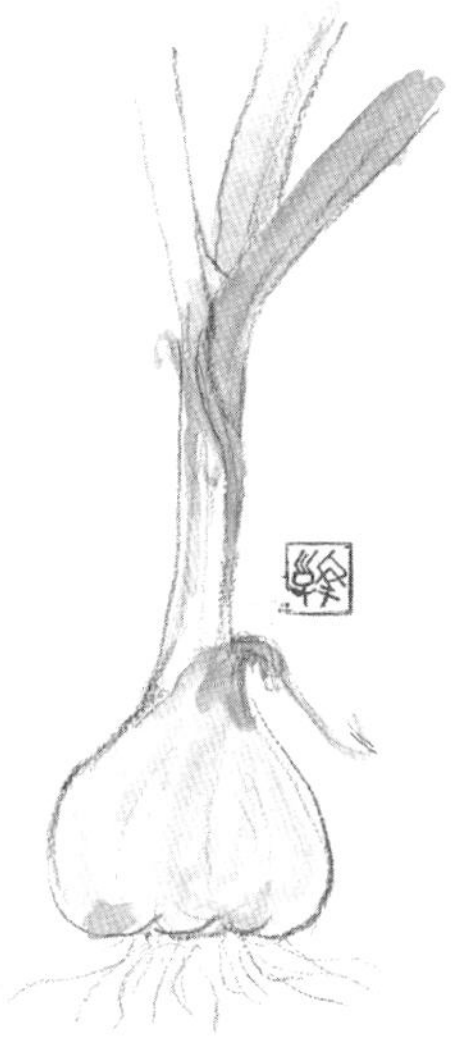

食は命なり運命なり

江戸時代の観相学者であり運命学者でもある水野南北は、日本における人相、手相占いの元祖ともいわれている人物です。

若い頃にはずいぶんと極道な生活をして牢に入り、そこで入牢者と一般の人の顔つきに大きな違いがあることに興味を持ちました。

出牢後、南北は道で出会った易者に「険難の相が浮かんでいる、長くは生きられない」と告げられ、その災いから逃れるために禅寺へ行って出家を願い出ますが、住職から「1年間麦と大豆のみで過ごせたら入門を許す」と言われ、川仲仕（人夫）をしながら、助かりたい一心で麦と大豆のみを食して暮らします。

1年後、再会したその易者から「険難の相が消えている」と告げられた南北は、顔を見ただけでその人の生き死にがわかることに感銘し、すぐさま弟子入りをしてさまざまな仕事をしながら人を観察し、観相学の研鑽《けんさん》を積みました。

数年後には、すでに多くの弟子を全国に送り出すまでになっていた南北でしたが、従来の観相だけでは百発百中とはいかず、悩んだ末に伊勢の五十鈴川で断食水行50日の荒行を行ないます。そこで「人の運命はすべて食にあり」と悟りを得、美味大食を戒め「慎食延命法」を説くに至りました。その後は、人の相を見るにあたって、その人の食べ方を詳しく聞いて占断を下し、外れることがなかったといいます。

また、いかに凶相の者でも「食の慎み方によって運命が分かれる」とし、食生活を改善することにより運命をも変えることができる、と述べています。

南北自身は「麦飯に一汁一菜」。大好きな酒も1合を超えず、餅さえ口にせず、75歳の天寿を全うしました。

私自身、今から23年前に「どさんこワイド179」という日本初となる夕方のワイド番組（北海道地区で放送中）に出演当初、将来的な不安もあって、その頃、一緒に出演していた観相学の先生に「今後、私はどうなるのでしょうか？」と聞いてみました。するとひと言「あんたは食事がしっかりしているから大丈夫！」と言われただけで終わってしまい、えらく拍子抜けした記憶があります（笑）。

おかげさまで２００２年には、長期の料理番組生出演として「世界ギネス記録」を取得させていただき、現在も記録を更新中です。

何か一つでも不都合があれば出演は叶わないわけですから、自分自身でさえこんなに長く続けられているなんて信じられないくらいですが、これも「食」のたいせつさを理解できていたこと、そして、当時はまだ幼かった子どもたちや夫、まわりの多くの方々が協力してくれたおかげだと思い、ただただ感謝あるのみです。

女が、仕事を休まずに続けることのできる条件は「子どもに病氣をさせないこと」です。そして、そのためには決して食事に手を抜かないこと。

どんなに忙しくても、食事やおやつは手作り。食について学べば学ぶほど、輸入食品や添加物などの不都合を知ることになりましたので、年に一度運動会のバナナを除いては、買って与えるようなことはありませんでした。

まあ、今振り返ると少し厳し過ぎたかのような感もありますが、おかげさまでからだだけは丈夫に育ってくれました。

私も若い頃は食べることが大好きで、幼い時から貪欲に食べてきた食欲をコントロールできるようになるまでには、ずいぶんと時間がかかりました。

水野南北のように食事を節制することは自分には到底できぬこと、と思っていましたが、食についで学ぶうちにだんだんと考えも定まり、今ではたとえご馳走が山のようにあっても、たとえケーキが食べ放題できれいに並べてあっても、手を出さずに慎むことができるようになりました。

心の赴くままにお腹いっぱい食べ、美酒を酔うまで飲んだあとの体調は決して心地良いものではありません。暴飲暴食は、脳細胞を死滅させるばかりではなく、からだにダメージを与え、皮膚を老化させ、さまざまな病氣の要因となる脂肪の蓄積にもつながります。からだの老化や酸化を進めるだけの悪い習慣ならやめた方がよいのは当然です。

長い葛藤の時期を越え、この頃はマネキンの服が着られるようになりました。

食を慎むことは、人相、運命、そしてスタイルも変えてくれるのですね。

人相は　人のすべてを　無口で語り　　　幸子

色白は七難かくす

健康診断におけるほとんどの項目は、血液検査で判断されます。これは、血液が健康のバロメーターであることを示しています。

前述の水野南北が「険難の相」と言われたのは、顔色が悪くて艶がなく、目にも張りがなかったからだと思われますが、顔色＝血色と考えると、血液の状態が良くなかったということでしょう。

食べたものは小腸から2〜3時間かけて栄養が吸収され、血管に流れていきます。つまり、食べたものは短時間のうちに血となって全身に運ばれ、細胞をつくり、からだを形成していくわけですから、人のからだは今まで食べたものの結果といえるのです。

昔の人が肌のきれいな人のことを「色白は七難かくす」と言ったのは、まさに血液の状態が「色」になって現れるからで、良い血はどす黒くなくきれいな色をしていますから、それが皮膚にも反映して色白に見えるのです。食生活がそのまま健康状態となっていることを、昔の人は知っていたんですね。

人それぞれに備わっている自己免疫力や自然治癒力も、毎日の食の積み重ねの結果です。食を学べば学ぶほど「知らない」ということが、自身のからだに、そして人生に、とても失礼なことをしているのだと思い至らされるのです。

財産を　活かすも殺すも　あなたの食べ方　　幸子

国の歴史は食べものの歴史

世界各地の情報を知れば知るほど、つくづく「日本に生まれてよかった」と感じます。日本ではめったにスリに遭うこともありませんし、路上での殺人事件や暴動などは海外と比べようもないほどです。

日本がここまでの発展を遂げながら、世界に誇る治安の良さを保っているのは、おそらく食文化が大きく関係していると思われます。

草食系・肉食系という言葉が飛び交う昨今ですが、まさに食べてきたものの違いが、そのまま国民性に反映されていると思うのです。それを個人レベルに落とし込むと、ふだんどんなものを食べているかが、その人の精神状態を大きく左右するということになります。

日本人の食の歴史を辿ってみると、国民全体が十分に食べられる時代になったのはごく近年になってからで、それまでは食料確保が何より重要な課題でした。

それでも、少しの食べものをよく噛んで味わい、からだに負担のない量を食べて痩身を保ち、米を食べて氣力を養い、季節ごとの食べもので薬膳を日常化し、変わる季節の美しさで感性を養って芸術性を高めてきたことで、外国との争いを最小限にとどめて経済の発展に邁進してきたのです。

和を重んじ、私利私欲に走らず、慎ましやかに自己鍛錬する日本人の精神文化は

「食」のあり方にすべて通じていると考えられます。

前述の水野南北の生き方、人の見方に倣えば自ずとこうなりますし、歴代多くの功徳を残した方々の食を学ぶと、どんなに裕福といえども食を慎んでいたことはたしかです。

日本食文化を「世界無形文化遺産」にと、農林水産省が２０１２年3月にユネスコに申請を出しました。世界中の人に好まれる日本食が、人としての食の理想に近いものであることが認知され、後世に遺すことができたらありがたい限りです。

特に子孫である私たちは、先人の培った「日本食」の素晴らしさを改めて学び、時代の流れや海外の食文化に流されずに、日本人としての体力と氣質とを兼ね備えた民族として成長していきたいものです。

日本国　創りしものは　日本の食事　　幸子

「一汁一菜」膳

私が物心ついた時の家族の食事は、とても質素なもので、麦がたっぷり入ったご飯と具沢山の味噌汁、煮野菜に漬け物というのが日常食でした。

その季節によっては小魚が俵で届いたり、ニシンやホッケを箱で買って干して保存したり、数の子は自家製でカチカチに干しておいて、お正月になると釜いっぱいの米のとぎ汁に浸けてストーブの傍で戻されていたことを想い出します。

ふだんはタンパク質が少ない食事でしたので、母は子どもの栄養にもなるからとニワトリを飼いはじめましたが、贅沢品のため毎日卵1個というわけにはいきません。検便の検査前に子どもに恥をかかせまいとする母は、事前に虫下しを飲ませてお腹の虫を退治してから検便をしてもらうため、服用してからしばらくの間は空腹を我慢しなくてはならず、食事が解禁になった時に、この贅沢品が食べられるというわけです。でも、もったいなくて1個の卵を3回ほどに分けて食べますので、ぱさぱさの卵がけご飯でした。今となっては懐かしい想い出です。

そんな母の若い頃の食事風景を聞いたことがあります。

私たちが育った60年ほど前には、すでにちゃぶ台になっていましたが、それ以前は箱膳といって、一汁一菜を盛る器がそれぞれの箱に入り、蓋をひっくり返してお膳にするという日本に代々つながる見事な食事スタイルだったようです。

一度よそわれたおかずや味噌汁はお代わりがありませんので、急いで食べてすぐになくなってしまわないように、少しずつ口に入れて、よく噛んで食べていたそうです。噛んでいる時、目は暇ですから家族の様子などを見ながら食べていたら「お母さんのお腹がこの頃大きくなったなぁ」と氣がつき、程なくして妹が生まれたのだという想い出話も聞かされました。

お父さんを中心にして家族が両側に正座し、静かに膳を囲んでいる風景はほんの70年前頃まであったのですね。

一汁一菜という質素な食事、しかも食べる量にまで制限があった時代でも、子どもたちは滅多に風邪をひかず、一日中畑の手伝いをしたり、走り回って遊んだりしていましたし、病院にかかるのもごくまれなことでした。

昔の写真を見ると、よくアオハナを垂らしている子どもたちが写っています。アオハナはばい菌を死滅させた残骸ということですから、免疫力も十二分に備わっていたことがわかります。

当時の子どもたちの目の輝き、そして力強さからもわかるように「一汁一菜」の食事は決して栄養不足になるようなものではないのです。

強き人　食をつつしみ　行儀を正す　　幸子

食事は素晴らしい心つなぎ

先輩や友人に「昔の想い出は？」と聞くと、だいたいはお母さんに作ってもらった食べものの話を、それはそれは嬉しそうに話します。それがどれほどその人の心を強く支えてくれていたのでしょう。親の愛と美味しさが一致して、その人のからだと心を豊かに育ててくれたのですね。それは何十年経とうが忘れられることなく、今につながっているのです。

小学校の頃、食いしん坊の私はいちばんはじめにちゃぶ台につき、最後まで食べている子どもでした。当然、食べものにまつわる想い出は数知れず……。

お正月には家畜の豚1頭を解体した「豚鍋」（今のすき焼きのようなものですね）、お盆には天ぷらやキュウリの酢の物、秋のお彼岸は炊き込みご飯。どれもそれ一品でたいへんなご馳走でした。小豆を煮るところからはじまる牡丹《ぼた》餅は、父が「なか飯ぐるり餡」と命名して笑わせてくれたことを想い出します（父は造語を作る名人だったのです！）。

ある日、母は食いしん坊の私に酒饅頭を作ってくれました。台所で丸められて並んでいる饅頭は生地が膨らんだものから蒸し籠で蒸され、熱々の出来立てがちゃぶ台に出てきます。その美味しいこと！　いったいいくつ食べたのでしょう。やっと満足して立ち上がろうとしたら、立つことができません。食べ過ぎてしまったのです……。母からは「お行儀が悪いね」と笑われましたが、別段お腹を壊すわけでもなく、ただただ美味しい想い出です。

昔はこんなふうに何でも手作りでしたから、加工食品といえばキャラメルや煎餅くらいのもの。たまにお土産で持ってきてくれたお客さんは、とっても良いおじさん、おばさんに見えました（笑）。

みな母や祖母が手作りしてくれた素朴なものでしたが、出来上がるまでの工程の変化や香りの心わくわくは、今でも忘れることはありません。

家族で食べるだけの手作りですから長持ちさせる必要もなく、遠くに運ぶこともありませんので、添加物など必要ありません。しかも作り手の心を思い切り入れて出来上がるものですから、それはそれは美味しく感じられたものです。

「マンマ」は世界共通語で、日本語では「飯」と書きます。母（マンマ）はどこの世界でも食べものを与えてくれる存在なのですね。

3歳までに噛む力が決まり、味覚もほとんどその頃に形成されるそうですから、幼い時の母親の手作り料理がいかに大事なものであるかがわかります。

離乳期からの親の愛が美味しさとなって、その人のからだと心を豊かに育ててくれるのですから、こんな大切な期間に手抜きは絶対にいけません。大丈夫！　子どもはすぐに大きくなって親元を離れていきますから。少しの間だけ頑張ればいいのです。頑張らないとあとで付けが回ってきますよ（あー怖い、怖い）。

食事は素晴らしい心つなぎであることを、いつも忘れずにいたいものです。

親ごころ　食のかたちで　代々残り　　幸子

健康のために手作りを！

料理を手作りするのは自分のためでもあります。

長寿を全うされた方々は皆自分なりの健康法を持っていらっしゃいますし、食べものにもこだわり、男の方でも手作りする方が多いようです。

プロスキーヤー三浦雄一郎さんのお父様である敬三さんは101歳の天寿を全うされるまで、食事はご自身で手作りされていました。

どんなに優れた方法でも万人にあてはまるとはいえませんから、自分に合う方法や作り方を考えながらやってみて、はじめて実（身）になるのです。

子どもは親の言うことは聞きませんが、親がしたとおりのことをします。

手作りをしてもらえなかった子どもは、大人になっても自分で作ることをしませんし、子どもに作って食べさせることもしません。そのために、その子どももまた作ることを知らない、という連鎖がおこります。

勉強も就職も大事なことですが、それと同じくらい大事なことは自分で食事を作ることだと思います。食事は自分を養うことですから、本来はもっとも大事なことかもしれませんね。

料理は幼い時から手伝いをしてもらい、作り方や要領、配膳の仕方などを覚えてもらうことがたいせつです。当たりまえと思われるご飯の炊き方や味噌汁の作り方も、身近にいて見てもらい、実際にやって慣れてもらうのがいちばん。「料理は習うより慣れろ」です。

塾通いに命をかけている親御さんもいらっしゃいますが、有名大学に入学して、優良企業に就職することが人生の最終目的ではありませんよね。

勉強は学びたい時にいくらでもできますが、料理は親元にいる時でないと覚えてもらうことはできません。

「食事」は命を育むもっともたいせつな行事ですから、くれぐれも後まわしにせず、優先順位のいちばんはじめにおいてください。きちんとした食事を摂ると成績が良くなることは、さまざまな地域や学校で証明されています。

「後悔先に立たず」。食べたものの付けは全部食べた人のからだに還るのですから。

素材に関しても、選択の余地が広がっている分、よく学んで選ばないととんでもないことになりかねません。

加工食品ばかりの食事をしていると必要な栄養が摂れずに栄養失調症になる人も

少なくありませんし、脳への栄養も十分でなくなり、安定した精神状態を保てなくなるともいわれています。

「手作り」をすると、こうしたリスクは低くなりますし、氣がつけば、元氣で自分らしく長生きができていることでしょう。

何もむずかしいことではありません。炊飯器もコンロもあるのですから、まずは日本人の基本食「ご飯と味噌汁」を手作りしてください。

生きる知恵　幼き頃の　母の手作り　　幸子

料理作りは脳を活性化

最近、本屋さんに並んでいる「脳トレ」なるものが大流行、その一つに「料理作り」があります。キュウリの輪切りなどが脳を活性化させるそうです。

人はからだのわずかな動きでも脳が指令を出しています。包丁を使って何かを切るという動きは、ある種の緊張感も伴って脳を刺激してくれるのでしょう。

私たちはふだんすっかり慣れてしまっていますが、台所は見方によっては、包丁のような殺人兵器がびっしりと並んでいる所です。下手をすると指が飛んでしまうのですから、本来はある種の緊張感があって当たりまえなのです。

ほどよい緊張は、脳を活性化し、身体能力を高めてくれますから、台所に立って料理をするということ、包丁をより上手に使いこなすための握り方や切り方を覚えることなどが、いかに脳に良いことなのかがわかります。

また他にも、献立や材料の算段をしなくてはなりませんし、買い物に行く体力と機敏さも必要です。そして、いざ台所に立ち、何からはじめたら効率よく、わずかな時間と道具で美味しいものを作ることができるのか……。頭とからだをフル回転させる必要があります。私は仕事でやっていますが、料理を作るということは思いの外たいへんなことなんですよ。

「料理上手は台所を汚さない」といわれるように、片付けも段取りよく行なおうと思うと、脳を上手に使わなくてはなりません。料理が終わった時は台所に何も残っていない、というのが理想です。

子どもの頃、母が台所に立つ時は必ず一緒に手伝うように言われました。片付けや洗い方、物の切り方、扱い方などを厳しく躾けられたおかげで、料理学校の助手時代には「洗い物は誰よりも早くてピカピカだね」と褒められました。あ、もちろん料理も褒められましたよ（笑）。

父の70歳の誕生日に「牛刀」をプレゼントしたことがあります。

帰省すると「鹿肉を料理したから一緒に食べよう」とご馳走してくれ、日本酒といっしょに美味しくいただきました。

「美味しい！」と褒めてあげると、次に行った時はまた別な料理が出てきました。

料理は脳を活性化させてくれるので、本能的に「楽しい！」と感じるようです。

自分のために時間をつくることができるようになられた方は、ぜひ趣味としてでもおはじめになられてはいかがでしょう。こんなに素晴らしい楽しみを人に任せておくのはもったいないですよ。

私が主宰している「男の料理塾」の生徒さんでも、大きな会社の社長さんが時々自宅で手料理パーティーをしたり、単身赴任の方が隣人をお部屋に招いて手料理をふるまったりして楽しく交流していると聞きます。

食事は人とのコミュニケーションとして最高のものですし、それが「手作り」となるといっそう効果も高まることでしょう。男性の皆さん、手料理は男を上げるのはもちろん、営業的にも効果抜群ですよ。

だいたい料理が好きな人に悪い人はいませんから、安心しておつき合いができます。

えっ、下心ですか？　少しあるかもしれません（笑）。だって、美味しいものを食べさせる人には氣をつけろ、とよく言うではありませんか。

人は美味しいものに弱いのです。なぜなら命をつなぐものだから。命をつなぐうえで欠かすことのできないたいせつなものだから、本能が反応するのです。

ちょっと脱線しましたが、本能（脳）の話ということでご勘弁くださいませ。

若返り　ボケたくないなら　食の手作り　　幸子

食べる喜びを生きる喜びに

食べるということは生きること。生きる氣力をなくした人は食べなくなります。子どもは少々熱があっても、食べることができていればそう悪化しません。食べることが嬉しくて楽しくて仕方のない子は、生命力にあふれ、体力も氣力もみなぎっているように思えます。

ある高校生が命をむなしくしました。遺書には「この世の中が面白くなく、これからも面白くないと思われる……」という趣旨のことが書いてあったそうです。もしこの高校生が、食べることの大好きな生徒さんだったら、自殺を考えたでしょうか。たぶんやりたいことがたくさんあって、たとえ叱られようと、挫折しそうになろうと、がつがつ食べて憂さを晴らしたのではないでしょうか。

食べる喜びには、悔しさも吹っ飛ばしてしまうほどの大きな力があるのです。

食べる喜びを上手に感じられるためには、小さい頃から育まれた「美味しい」という感性がとてもたいせつです。それがいくつになっても忘れることのできない喜びとなり、人生のたいせつな想い出となって心を支えてくれるのです。

食べる喜びは生きる喜びです。

この世に生を受けたことの意味、そして自分の一生は自分で演出できるのだ、ということがわかれば、悲しい事件や出来事はおこらなくなることでしょう。

そのためにも十分に洗練された「食育」が必要だと思うのです。

「食育」のはじめは家庭の「食卓」で行なわれます。

家族で楽しく食卓を囲むことは食育の第一歩。そのための演出、つまり食卓づくりも大事だと思います。

ランチョンマットやお盆を上手に使うと、楽しい、嬉しい、美しい食卓になります。今はさまざまなデザインのものが売られていますから、心がワクワクするようなものを選んでください。「今の自分には少し高いかな」と思われる品を求めておくと長い間使えますよ。

食器も大切な要素です。何十年も同じ食器を使っていて、氣がつくと欠けていた、なんてことがありませんか？　命をつなぐ大切なセレモニーですから、つねに氣を配っていたいものです。料理の美味しさは器にも大きく左右されますから、多少のことは器でごまかせるのです（笑）。

旅行に出かけた時などに少し奮発して氣に入った器を購入されるとよいでしょう。ふだんと違って懐が温かいですから、氣が大きくなって良いものが買えます。

でも買う時は少しずつにしてくださいね。大きさは揃えた方がいいですが、デザインは一つずつ違ってもいいのではないでしょうか。私は大好きな酒器を旅先での想い出にと揃えたおかげで引き出しにびっしりになってしまい、もう買えません……。

皆さんもお氣をつけあそばせ。

教えらる　素直なこころが　前途をひらく　　幸子

第3章

命をつくる食事

星澤幸子

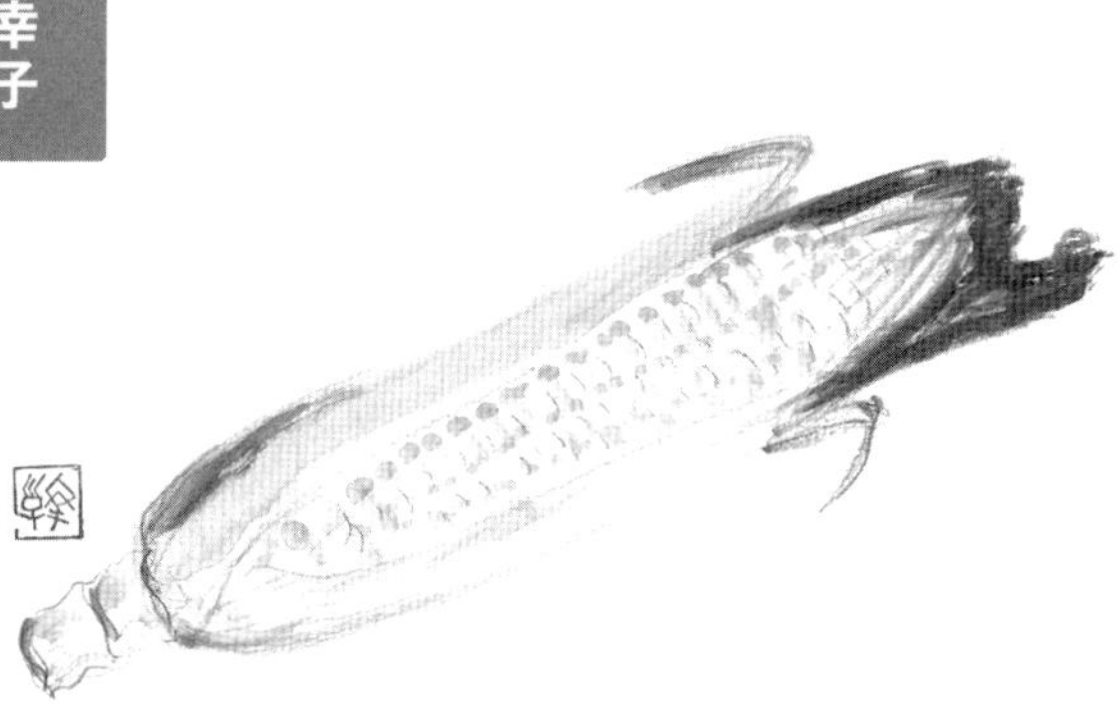

人にとって最良の適応食は何か

人は肉食系動物ですか？　それとも草食系でしょうか？

今流行の文句ではありませんが、質問するとだいたいは「雑食動物です」と返ってきます。

近現代社会になって食文化が複雑化してしまい、種々雑多なものを口にするようになったため、本当に必要なものが何なのかを見失ってしまっているようですが、人間はもともと穀菜食動物です。

生まれた国や地域に与えられて（生息して）いるものを食べ、長い時間をかけてからだを適応させていったと考えられます。

小さいように見える日本でさえ、沖縄と北海道の嗜好はずいぶんと違いがあります。獲（採）れるものが違いますので、自然にそうなったのです。

基本的なことは歯の構成を見てもわかります。

人種を問わず、人間は32本の歯のうち20本が臼歯《きゅうし》、8本が門歯《もんし》（切歯）、4本が犬歯《けんし》です。

臼歯は字の如く穀物をすり潰すのに都合が良いのですから、食べものの約60％は穀物、門歯を使う野菜は約25％、犬歯で引きちぎることのできる魚肉は15％程というのが本来の理想的なバランスなのです。

1960年頃までは日本人の食事もそれに近い質素なものでした。

今のように華やかでもなく、味が良いと感じるものばかりではありませんでしたが、少なくとも病氣の人はごくまれで、風邪をひくことはあっても特別な病など聞いたこともなかったほどです。

からだも頑丈で、骨が太く、めったに折れたりはしませんでした。

1977年にアメリカのマクガバン上院議員が7年の歳月をかけ、5000ページにも上る報告書の中で「高カロリー、高脂肪の食品の肉や乳製品、動物性食品を減らし、できるだけ精製しない穀物や野菜、果物を多く摂るように」と勧告しています。

このレポートの中には「もっとも理想的な食事は、元禄期の日本の食事である」ことも明記されています。

「元禄期の日本人の食事」とは、精製しない穀類を主食とし、季節の野菜や海藻、小さな魚介類を副食にして、具沢山の味噌汁といったものです。
我々の先祖の英知と与えられた環境の素晴らしさの結果である「日本の伝統食」という、たいへん誇らしいこの食文化を自ら実践すると共に、次世代にも責任を持って継いでもらうことがたいせつですね。

足るを知り　先祖に学ぶ　食べる知恵　　　幸子

米は日本の文化そのもの

瑞穂の国である日本の主食は「米」です。元気の「気」も本来は「氣」と書き、「米」の字が使われていました。米をよく噛んで食べてきたからこそ、日本の男性は世界の女性に憧れを持たれる頭脳と体力、持久力、忍耐力を持ち、女性は大和撫子と呼ばれるような魅力を放っていたのではないでしょうか。古来からの文化を継承しながら、戦後、驚くべきスピードで経済を復興成長させ、世界に注目される国になった原動力は「米」なのです。

縄文時代から米の栽培がはじまった日本では、文化もまた米を中心に発展してきました。季節ごとの行事食としてさまざまに加工されて食卓を飾り、調味料は米を発酵させて造る麹《こうじ》を使用し、発酵させた雫《しずく》は「酒」となって神様にお供えしました。経済の物差しが「石《こく》」という米の単位だったことも、日本人がいかに米をたいせつにしてきたかを表しています。

ところがいつの頃からか「氣」の字から「米」がはずされ「メ」になっていました。また、かつて1人当たり年間160kgも食べていた米は、現在50kgを割り込むほどの消費しかなされていません。

私は、米の消費が減ったことと、子どもの顎の発達が悪くなったことには、少なからず関係があると考えています。「粒食」であるご飯と「粉食」であるパンとでは噛む回数に格段の差があるからです。パンに合うおかずも、繊維質が少なく、噛む回数も少ないものが多いように思います。

日本人の多くが「美味しい！」と感じている柔らかくて甘いパンには、砂糖や油脂、添加物がかなりの割合で含まれていますから、水で米を炊くだけのご飯と比べると、生活習慣病のリスクが高まることも否定できません。

また、ご飯とパンでは合うおかずも違います。味噌汁や漬け物、焼き魚、納豆、豆腐といった和食惣菜と、スープやハムエッグ、スクランブルエッグ、ドレッシングがたっぷりかかったサラダなどとでは、油脂量や添加物の含有量が大きく異なってくると思います。

パン食を否定するのではありませんが、町を歩くとあちこちにパン屋さんがあり、そのほとんどは輸入小麦を使用したものであることにも不安を抱かざるを得ません。原料の小麦粉を含め、輸入時にかかる農薬の多さ、今までの日本人が口にしなかった材料、つまり日本人の体質に合わないものが多く使われていることだけはたしかでしょう。

すべては連動します。それが良いほうに向かうのでしたらありがたいのですが、「気」が「氣」でなくなったことに関係があるのでは、と大いに氣がかりになるのです。

日本には昔から「お結び＝おむすび」というファストフードがあります。つい数十年前まで、出かける時は皆必ず持って歩いたものでした。

おむすびは作り手の心を結ぶもの。これを食べて元氣で無事に帰ってくるように、という想いが込められているものです。お母さんのおむすびが他でいただくものと違うのは、こうした想いの差なのかもしれませんね。

世界にはさまざまな食がありますが、おむすびやおはぎのように、手の温もりをそのまま伝えて作られているものは多くありません。ここにも日本の米文化の素晴らしさを感じることができます。

食べものはその人の命をつなぐもの。たんに口に入りさえすればいいというものではありません。日本人の元である「米」を中心とした日本食で、忘れかけている日本人のＤＮＡを目覚めさせましょう！

米食べて　日本の英知を　目覚めさせ　　幸子

玄米は人を活かす最強食

玄米は人を活かす元になるもっとも適した食べものです。

世界中の約半数の民族が米を食べていますが、中でも日本は世界最良の米が生産されていますから、質の良い玄米を食べることができるもっとも恵まれた民族といえます。

白米は玄米から糠や胚芽の部分を取り除いたものですが、この糠や胚芽の部分には脂肪、タンパク質、セルロース（繊維系）、ビタミン類、ミネラル（カリウムやマグネシウムなど）が含まれます。特に胚芽は米の生命が宿っている、もっとも重要な部分で、ビタミンA、B1、B2、B12、ニコチン酸、パントテン酸、葉酸、ビタミンEなどを含む天然栄養素の宝庫なのです。

精米された白米を食べる習慣が広まったのは江戸時代からで、この頃流行った江戸病（脚気《かっけ》）という病気は、白米が広く普及したことによってビタミンB1が不足したことが原因とされています。

玄米の代わりに白米を食べて、副食で玄米の栄養を補給するとなると、人間の胃袋に納まらないほどの量になるのだそうです。

東城百合子《とうじょうゆりこ》さんは、著書『食生活が人生を変える』（三笠書房刊）の中で「慢性病や病的症状は、体質の偏りによって生まれるので、どんな障害も生命力に満ちあふれた玄米を食べることで快方に向かうのは必然で、公害も流してくれます」と述べています。

白米を水に浸けておいても何もおこりませんが、玄米からはきちんと芽が出てくることからも、その生命力の強さがおわかりいただけるでしょう。

玄米からは、お米本来の生命力をそのままいただくことができるのです。

嚙みごたえがある玄米は、よく嚙むことで脳内血流を多くし、全身の機能が高まるという効果もありますので、若返りや子孫繁栄にもつながりそうですね。

また、籾《もみ》が全部動物に食べられてしまわないよう微量に含まれている毒成分が、デトックス効果となってからだに不都合なものを外に出してくれる働きもします。

玄米を食べる時に、炊き方や食べ方、食べ合わせに考慮する必要があるのは、こうした玄米の力がマイナス面に作用しないよう配慮する必要があるからです。

昔の人は、天然の塩や味噌を十分に摂っていたため、玄米の力を最大限に発揮させることができたのでしょう。

「塩がからだに悪い」と決めつける前に、先人が培ってきた伝統的な食べ方を見習う必要がありそうです。

また、白米を玄米にかえただけで他の副食を見直さなければ弊害も出ますし、長続きもしません。たいせつなのは「玄米さえ食べていれば」ということではなく、食卓をトータルで考えていくという視点です。

２０１１年3月11日以降、私は玄米の必要を強く感じ「発酵玄米」を開発し、自らも毎日食べています。

玄米に黒千石大豆という北海道由来の小粒黒豆と昆布、オホーツクの塩を入れて圧力鍋で炊き、炊飯器に移して保温状態のまま3日間おいてから食べます。

保温しておくことで発酵が進み、玄米に含まれる酵素が格段に多くなって消化が良くなり、豆と米それぞれの栄養が相乗効果をもたらすことから、まるでお赤飯のような美味しさになります。

黒千石大豆も昆布もそれ自体では、煮てもなかなか軟らかくならないのですが、米といっしょに炊くとあら不思議、いっしょに柔らかく煮えるのです。相性って大事ですね。そういう相手と共に歩みたいものです……（笑）。

発酵玄米がすごいのは保温状態にして何日もおけることです。半永久的といってもいいほどで、しかもいつでも家に温かいご飯があるのですから、氣分的にもとても楽なのです。少なくなったら横にずらして、新しく炊いた玄米を足せばいいですし、電氣代も氣になるほどのものではありません。

出かける時は小さなおむすびにしてバッグに入れていくと、うっかり食べ損じても2〜3日はそのまま元氣な状態で待っていてくれます。少量を口に入れ200回噛むと、本当にわずかでお腹いっぱいになりますから、乗り物に乗った時や車を運転する時などでも発酵玄米おむすび一つで大満足できます。

玄米はただ炊いてすぐ食べても美味しいと感じられない方も多いでしょうが、天然の良い塩を入れて炊いたり、胡麻や梅干し、味噌汁といっしょに食べるなどの工夫をすると美味しく感じられますし、玄米の持つ不都合さも緩和されるようです。

私自身、この発酵玄米を食べはじめてから少ない量を食べる心地良さを知りました。それまで人の何倍も食べ飲みしてきた私ですが「細くなった」とか「若返った」とか言われて、ウフフ……の毎日です。

玄米は圧力をかけて炊いたほうが美味しくなりますが、最近の炊飯器は玄米が炊けるものもありますので、チャレンジされてはいかがでしょう。

すぐにでも、という方は五分づき米でもよいかと思います。白米と同じように炊くことができますし、栄養もまだ十分に残っています。

第二次世界大戦の原爆投下により、当時9歳だった平賀佐和子さんは広島の爆心地近くで全身大やけどを負いました。奇跡的に命をとりとめたもののケロイド（やけどの傷跡）に苦しみ、夏はそこに蛆虫《うじむし》がわいたといいます。

就職して2年ほど過ぎた頃、マクロビオティックの世界的権威である桜沢如一《さくらざわゆきかず》氏と出会い、そこで玄米食を勧められます。数カ月後、ケロイドの皮膚がはがれはじめ、眉毛も元に戻りました。その後、佐和子さんは結婚し、7人の子をもうけたそうです。

玄米の力を思い知らされるエピソードですね。

命を輝かせることのできる食べものは、それ自体に大いなるエネルギーがなくてはなりません。あなたを輝かせるのはあなた自身の行動にかかっています。

白米を逆に書くと「粕《かす》」、いっぽう「糠《ぬか》」は米に健康の康（やすらか）という字が加わっています。先人たちの知恵は、こんなところにも遺されていたんですね。

玄米の　パワー身に付け　若返り　　幸子

※体質によって玄米が合わない方もいらっしゃいます。また、季節によって玄米が欲しくなくなることもあります。そんな時は無理をせずに、自分のからだの声に従ってください。

豆は最高のタンパク質

米と共に日本の食文化を担ってきた豆は、もっとも理想的な食べ方といわれる「一物全体食」の最たるものです。人体に必要な栄養素がバランスよく含まれていて、条件さえ整えば何千年経っても芽を出し成長するほどの驚異的な力を蓄えています。

豆には、タンパク質、脂質、糖質に加え、食物繊維もたっぷり含まれています。また不足しがちなカルシウム、カリウム、マグネシウム、鉄、亜鉛などのミネラル分も豊富で、栄養素の働きを助けからだの調子を整えてくれるビタミンB1、ビタミンE、Kなども含まれている、いわば総合栄養食品といえます。ただ、豆はそのままではからだに消化吸収されにくいという難点があります。

そこで日本人は「発酵」という技術を活かして味噌や納豆を造り、消化が良くて食べやすい豆腐を作ったのです。とりわけ発酵食品の中でもっとも強い菌を持つ納豆は、最強の豆料理といえるでしょう。

スリムで健康的なからだになりたい方、肌がきれいになりたい方、頭を良くしたい方、腸を元気にして長生きしたい方は、豆製品、特に納豆と親しくおつき合いしていただきたいと思います。

日本の食文化に欠かせない優秀な豆製品ですが、現在の自給率は必要量の5％ほど。日本の食文化も外国に頼っているのが現状です。

数年前、300人の消費者の方々が集まって豆腐の食べ比べをしたことがあります。並べられた10種類の中にたった1つだけ輸入大豆で作られた豆腐があったのですが、1人の間違いもなく輸入大豆で作った豆腐を当てていました。

私たちはからだにとって良いものであれば、食べた時に「美味しい」と感じる感性を持っています。遠くの国から運んでくる不都合さや不自然さは、味になってわかるということなのです。

自分の命となる食べものを、高い安いで選んでいては、あとになって大きな代償を支払わされることになりかねません。目の前の食べものが自分のからだに入って大丈夫かどうかを判断できる目を養うためにも、食のたいせつさと現実を学び、自らのセンサーをいつも研ぎすませていたいものです。

納豆の　力をためて　ねばり勝ち　　幸子

味噌汁は世界一の滋養スープ

前述したとおり、豆は私たちのからだにとってたいせつな栄養素の宝庫です。大豆を煮て、麹と塩を混ぜただけのシンプルな材料で造られる味噌は、発酵によって消化吸収率が格段に高まり、まるで次元の違う食品になります。

日本で味噌が造られるようになったのは600年頃（飛鳥時代）からで、中国へ勉強に行った僧侶が持ち帰ったことがきっかけといわれています。当時は高級なもので一部の武士や公家だけが食べていた贅沢品でしたが、市民にもすぐに波及し室町時代には一般にも売られるようになった、との史実があります。江戸時代には工業的な生産が行なわれるようになり、現在も全国で1700社を超える味噌メーカーが、この貴重な日本の食文化を支えています。

江戸時代から伝わる「医者に金を払うよりも、味噌屋に払え」という諺や、「世を捨てて　山に入るとも　味噌醤油　酒の通ひ路無くてかなはじ」という狂歌師・大田蜀山人《おおたしょくさんじん》の歌からも、味噌がいかに庶民の食生活に欠かせないたいせつなものであったかを窺い知ることができます。

◆味噌の有効成分とその効用

・タンパク質：コレステロールの低下、血管の弾力保持、脳卒中防止
・ビタミンB2：体内の酸化還元を促進
・ビタミンB12：造血作用、神経疲労防止
・ビタミンE：過酸化脂質の生成防止、老化防止
・酵素：消化を助ける
・サポニン：過酸化脂質の生成防止、血中コレステロールの低下、動脈硬化の防

止、肝障害の防止
・トリプシンインヒビター：抗ガン作用、糖尿病の防止
・イソフラボン：酸化防止、肩こりの解消、抗変異原性
・コリン：脂肪肝の防止、老化防止
・プロスタグランディンE：高血圧の防止
・褐色色素：過酸化脂質の生成防止、老化防止
・食物繊維：コレステロールの低下、大腸ガンの予防

◎胃病への効果＝味噌汁を毎日、または時々飲む人は、まったく飲まない人に比べ胃病（胃炎、および胃、十二指腸潰瘍）が少なくなり、特に60歳を過ぎると顕著な差が出ることがわかっています。同じく、胃ガンによる死亡リスクも50％も違うそうです。

◎動脈硬化予防＝血管や体細胞、脳細胞に過酸化脂質が増えることで促進される老化を顕著に抑制する効果や、血清コレステロール上昇を抑制する効果が確認

されています。

◎抗変異原性＝発ガンと極めて密接な関係にあるといわれる変異原性物質（魚の黒こげやタバコの煙、排ガスなどを引き金としてガンを誘発する変異活性）を抑制する働きが確認されています。

◎抗腫瘍性＝腫瘍に血液を供給する新しい毛細血管の成長を抑制し、ガン細胞の増加を抑える効果が確認されています。

良質のタンパク質をはじめとする大豆のさまざまな成分は、味噌汁にすることでだしや具材となる野菜などが持つ栄養素との相乗効果により、それぞれの栄養素をからだにいっそう吸収しやすいものに変えてくれます。

「味噌汁は飲む点滴」という言葉どおり、味噌汁こそ完全な栄養食品といってよいでしょう。

1945年8月9日、原爆が長崎に落とされた際、爆心地からわずか1・4キロの距離にあった浦上第一病院（現・聖フランシスコ病院）で、医師の秋月辰一郎《あきづきたついちろう》さんと職員たちが被爆しました。

体調の変化を訴える職員たちに、秋月医師は、

「爆弾をうけた人には塩がいい。玄米飯にうんと塩をつけてにぎるんだ。塩からい味噌汁を作って毎日食べさせろ。そして甘いものを避けろ。砂糖は絶対にいかんぞ」

と命じ、1人も発症せずに医療活動を続けることができたといいます。その後も、皆さん原爆症にかかることはなく、長寿を全うされました。

この時の様子を記した秋月医師の著書『長崎原爆記―被爆医師の証言』(平和文庫刊)は、翻訳されてヨーロッパやロシアにも広まり、チェルノブイリで起きた原発事故の時には、味噌の輸出が急増したそうです。

日本は第二次世界大戦での原爆投下、2011年3月11日の東日本大震災による福島原発事故を経験しています。こうした痛ましいできごとを教訓として、味噌汁という「世界一の滋養スープ」を、ぜひ毎日の食卓に活用していただきたいと思うのです。

味噌の味　今も昔も　人活かし　幸子

乾物を上手に活用しましょう

乾物は長期保存がききますから、買いだめもでき、水に戻すだけで生にはない風味や旨みが出て、しかも栄養価もアップするという実に便利な食品です。

透明な瓶などに入れていつも見えるところに置いておくと、消費の量もわかりやすく、古くならないうちにバランスよく使えます。特に、健康のためにも毎日摂りたい昆布などは、一度に使う大きさに切って入れておくととても便利。

わが家では細切りにした昆布や、わたと頭を取った煮干などを入れてありますので自然に手が伸び、いつもあっという間になくなってしまいます。

切り干し大根もたいへん便利な乾物です。値段もお安い！　乾燥してあると軽く感じますが、元々の大根は相当の量です。生でこれだけの大根を食べるのはたいへんなことだと思いますよ。

煮物や料理のこくを出すのに重宝する干し椎茸の戻し汁は、ある時、飲ませていただいた漢方のキノコを煎じたものと同じ味でした。高級な漢方薬よりもはるかに安い干し椎茸を毎日の食事に活かしてきた先人たちの英知に感謝ですね。

乾物は五目ご飯を炊く時などに、水戻しせず使用することもできます。研いで浸した米に、スライスした干し椎茸やドライのエノキ茸、切り干し大根、ドンになった豆、細切り昆布、なめたけの瓶詰、醤油、酒、塩を適量入れてスイッチを押すだけで、あーら簡単、ほどなく美味しい五目ご飯が炊き上がります。

材料を切る手間もなく、炊きあがるまでの間おしゃべりをしていてもOKですから、最近講演会でもよく作ります。「あら、いつの間にできたの?」という皆さんの驚いた顔を見るのも、隠れた楽しみになっている昨今です。

他にも、鰹節や鮭節、桜海老、ちりめん雑魚、胡麻、豆、するめ、干し貝、海苔、寒天、麩、ワカメ、干瓢なども人のからだを健常にしてくれる乾物です。

保存食、滋養食、非常食にもなる乾物。時代の先端を担う「乾物」という素晴らしい日本の食文化を大いに活用したいものですね。

ありがたや　とっさの時の　干し野菜　　幸子

だしに秘められた力

ヨーロッパで星を持つレストランのシェフが日本に来て学ぶことは、昆布や鰹節を使っただしの取り方だといいます。肉や骨でブイヨンを取る文化の料理人には目からうろこの体験であったことでしょう。

「旨み」成分が発見されたのは、１９０８年に東京帝国大学（現・東京大学）の池田菊苗《いけだきくなえ》教授が、だし昆布の中からグルタミン酸を見つけたことが最初でした。１９１３年には小玉新太郎《こだましんたろう》博士が鰹節からイノシン酸を、椎茸からグアニル酸を発見するに至ります。

旨みが十分にあると、調味料はほんのわずかか、ほとんど必要としません。

料理の中に、食材と相性の良い旨みのあるものを使いますと、味がしまりますし、食材の美味しさを十分に引き出してくれるのです。

乾燥したり発酵させたりすることでできる旨み成分は、生のものとは違う美味しさで味覚を刺激し、とても幸せな気分にしてくれます。それは人のからだにとってたいせつなものが含まれている証しです。

人は血中カルシウムが足りなくなると、骨からカルシウムを補給してバランスを取るようにできています。つまり、食べものからのカルシウムが足りない状態が続くと、骨粗鬆症になりやすく、少しの圧がかかっただけでもひびが入ったり骨折をしたりするようになるのです。

また俗にいう「キレル」という現象も、ミネラルが足りなくなることからおこる症状です。家庭内で暴力をふるっていた子に、一番だしをジュースのように飲んでもらったところ、数日続けるうちにピタリとおとなしい子に戻ったそうです。

人間にとってたいせつなものが、旨み成分に含まれていることを示すお話ですね。

世界中から尊敬される日本人の穏やかで秩序ある行動は、乾物などを上手に活用することによってミネラルが十分に摂取され、血中カルシウム濃度を高く保つことができる伝統の食文化のおかげなのです。

今のように何でも化学分析できる時代でなくとも、先人は代々食べ継がれてきた体験と自身の舌で確認をして、有効であると認識したものを次世代に引き継いできました。

こうした智恵の数々は日本食文化の骨格を成して、日本人の繊細な味覚を発達させてきました。そして、骨ばかりでなく氣持ちまでをも丈夫にし、堂々とゆったりと体力を備えながら、文化と経済を発展させる原動力となりました。

見てくれの動物的な元氣さではなく、穏やかな海のものにこそ、人間本来の力を発揮させる源のミネラルがあることを今の科学が証明してくれています。

私はこの頃、外を歩く時、嬉しくてしようがありません。

考えなくてはならないことも、しなくてはならないことも山のようにあるのですが、いつもワクワク心ときめいているのです。

これも日頃から味噌汁のだしなどで、旨み成分をたっぷりといただいているおかげでしょう。

公園の木に挨拶したり、独り言を言ったりしながら1人で歩いていても寂しくありません。だって、いつも元氣な自分のからだと2人連れなのですから。

ミネラルは　からだづくり　人創り　　幸子

昆布がなくては始まらない

「コンブ」という名は、アイヌ人がそう呼んでいたことから付けられたといわれています。

昆布の歴史は古く、縄文時代の末期に中国から船上生活をしながら日本にやって来た人たちの食料だったり、大陸との交易や支配者への献上品としていたという記録も残っています。また、秦の始皇帝が徐福に命じて捜させた「不老長寿の薬」が昆布だった、という説もあります。

715年頃から昆布が朝廷に献納されはじめたという記録もあり、松前付近で採取された細目昆布などは、当時からとても貴重な食材だったようです。

鎌倉時代以降には、北海道松前と本州の間を船が盛んに行き来するようになり、江戸時代になると北前船が下関から大阪まで入り、昆布ロードが確立されたことで庶民の口にも入るようになりました。

1881年には、イギリスのスタンフォード卿が水溶性食物繊維のアルギン酸を発見。その後、フコイダン（ガン細胞を自滅させる働きがある）の発見などを通じて、医療用としてもさまざまに用いられています。

私たち日本人はこんなにすごい効能のあるコンブを、ふだんから料理や味噌汁のだしなどで摂取しているのですから、きれいになったり若返るのは当たりまえですね。

1999年『食べてわかった昆布パワー』(北日本海洋センター刊)という本を当時、北海道大学の藻類研究者・舘脇正和《たてわきまさかず》教授と共著で出してから、私の昆布研究にますます拍車がかかりました。

教授はお酒が好きで、アメリカにいた経験からか「肝臓のためには肉が良い」といって肉食を続け、毎年のように大腸にできるポリープを取っていたそうです。

医師から「もう年貢の納め時」とまで言われ、考えた挙げ句に昆布を食べることを思いつき、毎日5gほどの昆布を食べ続けたところ、ぴたりとポリープができなくなり、すこぶる調子が良くなったというのです。

ガンに効くといわれるくらいですから、その効果は確かなものでしょう。

特にお酒を飲む前にとろろ昆布などを食べて胃の粘膜をカバーすると、悪酔いしないとも伺いました。

昆布は料理に使うだけではなく、ガム代わりに口に入れておきますと口臭がなくなり、特に食事のあとなどにかじっていると、ヌメヌメ成分が口中をすっきりさせてくれます。歯磨きができない時などにも便利ですよ。

他にも、便の臭いが少なくなる、便通が良くなる、肌の調子が良くなる、血のにおいが薄くなるなどの体験も寄せられました。

家庭で使う時は、料理店ではありませんので、だしをとったあとの昆布をそのまま具材にしてもよいでしょう。色合いにもメリハリがついて、元氣な仕上がりになります。

また、大さじ1杯の油を熱してひとつまみの細切り昆布を入れますと、メリメリと膨らんで、切り口がはっきり見えるようになります。カリッとなったら取り出して、そのままいただいても美味ですし、昆布の香りがついた残りの油で炒め物や炒飯、ドレッシングを作ると、もうこれはこたえられません！　新漬けを作る時などにも、きざみ昆布を使いますとたいへん美味しく出来上がります。

東京にも出店している北海道の老舗ジンギスカン料理店「松尾ジンギスカン」では、昆布の入った新漬けを出してお客様にたいへん喜ばれています。肉を食べる時は脂を分解する作用がある昆布の成分がからだにとって必要なのです。まさに一石二鳥、大人氣の理由がわかります。

こんなにすごい昆布です。毎日少しずつ食べて、健康貯金をしましょう。

今まで述べた効果の他にも、からだにとって不都合なものを寄せつけなくなるなど、その配当は大きいはずです。

近年は大氣汚染などの問題もあり、デトックスの必要性がますます高まっています。

腸美人は超美人。見た目の若さも腸の元氣さ加減です。

腸に活力を与え、免疫力を高めてくれる昆布の力で、しなやかに人と自然と和合して元氣で長生きしたいものです。

昆布こそ　我が身を活かす　知恵ありて　　幸子

調味料にこだわりましょう

バーゲンのチラシなどには、よく特売の醤油や味噌が載っています。でも、安さに魅《ひ》かれて何でも買っていいわけではありません。というのも、安さにはそれなりの理由があるからです。

例えば原料表示を比べてみてください。味噌や醤油の表示欄に「脱脂大豆」と書かれているものは、油を搾ったあとの大豆が原料です。元の大豆がそのまま使用されているわけではありませんし、さらに価格を抑えるためには自ずと遺伝子組み換えのような大量生産された輸入品を使うことになります。

表示欄に「丸大豆」使用とあれば大豆を加工する元々の作り方ですので、調味料選びの一つの目安にしてくださいね。ただ、国内産大豆は流通量全体の5％に過ぎませんので、現在はなかなか国内産を見つけるのがたいへんかもしれません。

塩の選び方も重要です。四方を海に囲まれている日本人は、昔から相応の塩を海水から求めていました。良い塩にはミネラル分が十分にバランスよく入っていて、なめるとあと味に甘い感じがするものです。塩は天然の良いものを使っている限り、目の敵にするようなものではありません。伝統的な和食のスタイルでは、じつにうまくバランスが取れるようにできていて、味噌の中に含まれるカリウム分が塩に含まれる余分なナトリウムを塩化カリウムという形にしてからだの外に排出してくれるのです。また、カリウムは味噌汁の具材となる野菜や、果物などにも含まれていますので、バランスの良い食事を摂っていさえすれば、塩分はさほどおそれる必要はないと考えています。

ただ、大半の市販の味噌は使用されている塩の質までわかりませんので、わが家では数年前から「味噌は手作り」と決めました。自家製味噌は実にまろやかで美味しい！　何より安全・安心なのがいいですね。手間のかかるものではありませんので、できましたら皆さんもご家庭で味噌造りをしてみてください。手塩にかけた味噌は美味しさが違いますよ。

それともう一つ。まとめ買いもあまりお勧めできません。

安いからとか、いちいち面倒だから、という理由で味噌や醤油などを何本も買ったり、ひとり暮らしなのに大きめのものを求めたりしていませんか？

一度封を切ると味も風味も変わりやすいものですし、劣化してしまったものをいただくことはからだにも良くありません。なるべく小さめのものを買って、こまめにお買い物されることをお勧めします。運動にもなりますから、ダイエット効果もあって、一石二鳥でしょ⁉

小さいサイズは高上がり、と思われるかもしれませんが、調味料は一度にたくさん使うものではありません。良いものほど少しで味が付きますし、値段が高いともったいなくて大事に使いますので、健康にも、お財布にもたいへんメリットがあるのです。

調味料　値段で買うな　裏を見よ　　幸子

身土不二

身土不二《しんどふじ》とは「身は今までの行為の結果であり、土は身がよりどころにしている環境とは切り離せない」という意味の仏教用語です。

明治時代に陸軍薬剤官をしていた石塚左玄が立ち上げた食養会も、この「身土不二」という考え方に基づき、食事で健康を養うための独自の理論を展開していました。「住んでいる土地に育つ、その季節のものを食べるのがよい」という大原則です。

日本は現在、食料の約6割を外国からの輸入に頼っています。食料自給率とは、自国民の食料のどれほどが国内で生産されているか、という指数ですが、日本は世界でもっとも低いレベルにあり、日本より少ない国は石油輸出国のモナコや貿易立国であるシンガポールなどの特殊な地域を除いて他にありません。

フードマイレージといって、食卓に上るまでの食糧が1トンあたりどのくらいの距離を運ばれてきたか、という指数があります。輸送に伴い排出される二酸化炭素の量が地球に与える負担に着目したものですが、日本の指数は韓国、アメリカの約3倍、イギリス、ドイツの約4倍にもなっています。日本はそれだけ多くの食料を遠くの国々からわざわざ運んできているのです。

食料を遠くから運んでくるデメリットはエネルギー面だけではありません。農薬や遺伝子組み換え作物のリスクはもちろん、完熟したものでは輸送途中でダメになってしまいますから、当然未熟なうちでの収穫となります。完熟と未熟ではエネルギーがまったく違ってきます。

また、住んでいる環境と違うところで収穫された栄養素は、私たちのからだが必要としているものではない可能性も高まります。形が同じでも含まれる栄養には大きな違いがあるのです。日本国内でさえ産地によってまるで味が違うのですから、ましてや海外からのものとなると、いったいからだにとってどのような不都合があるのかわかりません。

こうした数合わせだけの食料供給が、現代の日本人の不健康さや、いっこうに減らない病院の数に大きく関係していると思うのは私だけでしょうか。

経済大国として成功した日本は、同時にそれまで築き上げてきた日本文化を希薄にして、歴史を度外視した考え方や文化を流行させ、暫く浮いた時代を経験しました。人は文化を持つ唯一の種ではありますが、自然界の中で他の存在と同じく地球に住まわせてもらっている動物です。現在おこっているさまざまな弊害は、この大事な根源を忘れていることへの自然からの警告のように思えてなりません。もう一度「住んでいる土地に育つ、その季節のものを食べるのがよい」という大原則に立ち返る時がきています。

人の身も　その地で採れた　産物なり

幸子

世界が認める日本食文化

２０１２年３月、農林水産省が中心となってユネスコ無形文化遺産化に「日本食文化」を申請しました。世界中に広まる日本食レストランでは、寿司やすき焼き、天ぷら、豆腐や味噌汁はどこでも大人氣のようです。

栄養的に見ても素晴らしく、世界に誇ることができる日本食文化が、人類の遺産として保護、継承されることはたいへんありがたく、とても意味あることと考えます。

ただ残念なことに、現在は世界中から簡単に食べものが手に入る時代になり、日本人としての歴史ある食生活よりも、手軽で便利なほうに傾斜してしまい、介護費も含めた医療費は国家予算の半分を使うまでになってしまいました。

第二次世界大戦後、急速に普及した西洋栄養学は、結局のところ日本人の体質に合っていなかったということでしょう。もしそれが日本人にとって良いものであったなら、今頃は皆健康になっているはずですね。

私自身も栄養士の勉強をしましたが、日本人が長年培ってきた食文化を踏まえない食生活改善指導が、どれほどの不都合を及ぼすものなのかをつくづく実感しています。

世界の人々の顔つきやからだつき、考え方が違うのは、その土地に与えられた食べものを長い間食べてきた結果、それぞれの地域に合った特徴ある民族形成がなされていったからです。

つまり、日本人は日本で採れたものを食べていたからこそ、日本人の顔つき、からだつき、考え方になったのです。

日本は現在、世界でもっとも低い出生率に加え、世界一奇形児や小児ガンが多い国となってしまいました。こうした問題は、日本人としての「食べ違い」の結果ではないかと思います。

日本の将来を考える時、経済活動もたいせつなことですが、もっとも優先すべきは心身が健康で、心豊かな毎日を安心して暮らせることです。

人間の歴史を顧みると、文化が発展した地域には必ず農業の繁栄があります。

食べものを豊かに生産できることが何よりもたいせつな発展の基礎であり、子々孫々そのことが続かなければ文化の発展も国の繁栄も考えられないのではないでしょうか。

明治維新という大変革や、バブル経済という好景気を機会に、日本人は憧れの海外からさまざまな食文化を取り入れてきましたが、今ようやく多くの人が日本食文化の素晴らしさに氣づきはじめています。

今がチャンスです！　一度しかないほんの一瞬の人生をどう輝かせるかは、何をどのように食べるかで決まってきます。

前述の水野南北も「食は命なり運命なり」と言っていますね。

日本人としての適応食が何であるか、何を食べると心身ともに健康で幸せに暮らせるか。世界に認められた日本の食文化の素晴らしさを、もう一度しっかりと心に刻みたいものです。

食事こそ　歴史を学び　人学び　　幸子

第4章

いつ・何を・どう食べたらよいか

鳴海周平

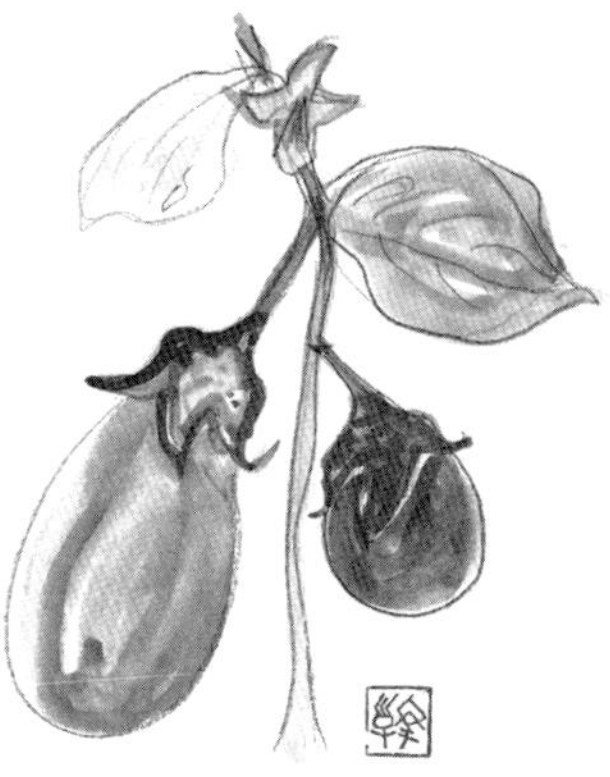

いつ食べることが健康に良いのか?

結論を先に言ってしまうと「お腹が空いた時」ということになります。

私たちのからだは正直ですから、本来はからだが欲する時に、欲するものを食べるのがいちばん。

ところが、現代人はなかなか本能の声を素直に聞き取ることができません。

それは「仕事の都合上」や「長年の習慣」「テレビや書籍などから仕入れた健康知識で判断している」など、いくつかの理由が考えられるでしょう。

いずれも本来の感性を鈍らせてしまう要因です。

そこで、感性を取り戻すためにも提案したいのが「とりあえず、夕食を早めに食べてみましょう」ということ。

以前、私がまだ会社勤めをしていた頃、夕食の時間は早くて9時。10時を過ぎてから食べ始めることも珍しくありませんでした。

その頃、朝は起きづらいし、昼間は眠い、仕事でも集中力が続かない、といった状況に加え、就寝中はよく呼吸が止まっていたようです。今でいう「睡眠時無呼吸症候群」ですね。

ただ、休みの次の日はからだがとても軽く、日中もずっと元氣でいられます。

さて、この体調の違いの原因は何か？　思いあたる違いは「夕食の時間」ぐらい。

そこで、どんなに忙しい時でもなるべく早めの夕食をこころがけることにしました。

仕事がまだ終わらない時は、途中でちょっと抜け出して軽く食事をしてきます。

帰宅後にお腹が空いていたら、果物など軽めのものを少しだけ食べるようにしました。

たったそれだけのことで、体調は一変！　夜はグッスリ、朝はパッチリ、仕事もパキパキこなせるので、早く帰宅することもできるようになりました。

夕食から就寝までの時間が3〜4時間空くと、からだがとてもラク。

私にとって早めの夕食は、一石十鳥くらいの効果があったことになります。

読んで字のごとく、夕方に食べるのが「夕食」。

先人たちは、きっと早めの晩ご飯がからだに良いことを知っていて、こう命名したように思うのです。


仏教には「朝は少食、昼は正食、夜は非食」という言葉があるそうです。つまり、夜はあまり食べない。インドの伝統医学であるアーユルヴェーダも「朝2・昼3・夜1」という食事量の目安を持っています。

早めの夕食に加えて、量をあまり食べ過ぎないということは、昔から伝わる健康・長寿の智恵だったんですね。

からだが本来の感性を取り戻すために、まずは、この2つのことに氣をつけてみる。そして、からだから「お腹が空いた」という声が聞こえてくるようになったら、自分に合ったライフスタイルを検討してみてはいかがでしょう。

人によっては、「夜にしっかり食べると体調が良い」とか「午前10時と午後4時の2食がからだに合っている」といった声もあるかと思います。それはそれで、その人のからだに合っているのだからＯＫ。

からだは年齢や環境などによっても変わります。

その時の自分に合った食事時間を、その都度からだと相談してみるのがいい——私はそう思います。

食べものの理想的な摂取比率

歯の構成で食べものの理想的な摂取比率がわかることは、第1章でも述べたとおりです。

肉食動物は犬歯が多く、草食動物は切歯（門歯）が多い。人間は臼歯が60％を占めていますから、主食は穀類や豆類のように擂《す》りつぶして食べるものということになります。

そして、25％を占める切歯は野菜や果物、魚や肉は犬歯の割合である15％ほど、というのが歯の構成比率からわかるのです。

日本人の主食である米には、とてつもない力が宿っていると思います。

昔、父からよく聞いたのは「穀力《ごくぢから》」という言葉。朝は夜明け前から山へ入って木材を伐《き》り出し、日が暮れてからも得意先まわりをしていた父は「とにかく、米を食べなくては力が出ないんだ」と言っていました。穀物が力の源になる、それで「穀力」というわけです。

気という字は、本来「氣」と書いて、中にある米がエネルギーの源であることを表していました。氣力、元氣、やる氣、根氣といった言葉を見ると、先人たちがいかに米を大切に思っていたかが伝わってきます。

「料理」という字は、「米を升で計る」という意味の料と、「宇宙の法則」を表す理が組み合わさってできています。

からだのモトとなる料理には「米」が欠かせないということでしょう。

稲（いね）の語源は「命（いのち）の根（ね）」。

また、米の「こ」は男性を表す「彦（ひこ）の、こ」、「め」は女性を表す「姫（ひめ）の、め」という男女＝陰陽を示している、という説もあります。

両者が結ばれることを「結び（むすび）」といって、男の子が生まれたら「結び」の「むす」に男性を表す「こ」をつけて「むすこ」、女の子が生まれたら「結び」の「むす」に女性を表す「め」をつけて「むすめ」。受精の「精」にも、米が付いていますね。

「おむすび（お結び）」を食べることとは、こうした陰陽の力をいただくという意味があるのかもしれません。

ご飯といえば味噌汁や納豆、豆腐料理などが思い浮かびます。

他にも、赤飯や豆ご飯、おはぎ、大福など、米と豆はとても相性の良い食材です。穀物と豆類の組み合わせは、アミノ酸などの栄養素をほぼ無駄なく吸収できる、とても合理的な食べ方であることがわかっています。

喜ぶ、豊か、嬉しい、といった漢字に「豆」が使われていることも、米と同様に先人たちが豆を大切に思っていた証しでしょう。

ご飯と味噌汁を中心とした伝統的な和食をこころがけていると、食べものは自ずと理想的な摂取比率になります。

栄養バランスの良い食事とは

一つの生命体は、自然の摂理の中において絶妙なバランスで存在しています。

つまり、最高の栄養バランスとは「生命体を丸ごといただく」ということ。

アメリカ政府が行なった『食べものと健康』に関する調査「マクガバン・レポート」にもこのことが記されています。

同レポートで高い評価を受けているのは、江戸時代元禄期の食事。

この頃の日本は、玄米を主食にして「皮ごと骨ごと頭ごと」の小魚や「葉ごと皮ごと根っこごと」の野菜を食べていました。主食の玄米も、白米を精製していない「丸ごと」の状態ですね。

バランスの良い食事の基本は「丸ごと」なのです。

自然療法の大家である東城百合子先生は、この丸ごとに加えて「食事のバランスをみる3つのポイント」を提唱しています。

①旬のものが入っているかどうか
②海のもの（海藻や小魚）、里のもの（野菜）の両方があるか
③五味と五色のバランスはどうか

旬のものがからだに良いのは「身土不二」という言葉にも表れています。

「身土不二＝からだと住んでいる土地は分けて考えることができない」

自然界の一部である私たちは、暮らしている土地の旬のものを食べることで、その季節に合うように内側から無理なく衣替えができるのです。

四方を海に囲まれ、陸地では豊かな山々が広がる日本では、海と山（里）、両方の恵みをいただくことが「身土不二」になりますね。

五味とは「甘い、辛い、酸っぱい、塩辛い、苦い」のこと。

中国の食養生ではそれぞれの味についてこう述べています。
・甘いもの＝からだを弛める、滋養強壮作用、脾《ひ》を養う
・辛いもの＝からだを温める、発散作用、肺を養う
・酸っぱいもの＝筋肉などを引き締める作用、肝を養う
・塩辛いもの＝固くなっているものを和らげる作用、腎を養う
・苦いもの＝余分な熱や水分を排泄させる作用、心を養う

五色とは「赤、青、黄、白、黒」のこと。

野菜でも色によって、含まれている色素や香りなどを含む栄養成分（フィトケミカル）が違います。

彩りを良くすることで、自然に栄養価のバランスも取れるというのはいいですね。

なるべく「丸ごと」食べる、そして3つのポイントをこころがけるだけで、からだが喜ぶバランス料理になります。

からだを温める食べものと冷やす食べもの

「からだは温めた方がよいのですか？」という質問をよくいただきます。

私は「人によって違いますが、現代人は温めた方がよい人は多いでしょうね」と答えています。

というのも、からだを温めることで体調が改善した、という声がとても多いのです。それだけ、現代人にはからだが冷えている人が多いということでしょう。

からだは、食べものでも温めることができます。

鍵を握るのは、陰陽のバランス。陰陽とは、性質の相反するもののことで、両者が絶妙のバランスを取って自然界は成り立っています。男と女、磁石のN極とS極、プラスとマイナス、太陽と月などのような関係です。

食べものにも陰陽があって、からだを温めてくれるのは陽の食材です。

・北の地方で採れたもの（南半球は逆になります）＝寒い地域の産物。南の地方で採れたものはからだを冷やす傾向が強い。
・赤や黒、茶色の食べもの＝小豆《あづき》や胡麻、昆布、赤ワインなど暖色系のもの。
・土より下の食べもの＝ゴボウや人参、大根などの根っこもの。土より上の葉っぱものは陰性です。

ちなみに、熱を加えたり、塩漬けにしたりすると、陰性の食材は陽性へ向かいます。また、味噌や醤油など陽性のものを用いることでも陰性は和らぎます。

もちろん、すべての人が温めればよいということではありませんから、体質や季節などによって、からだが心地良く感じるものを選択してください。

食後の過ごし方も健康を左右する

「食後には300歩ほど歩くとよい」

これは、江戸時代に『養生訓』を著した貝原益軒さんの言葉です。

よく歩くことが健康に良いのは広く知られていますが、ここでは「食後」というところがポイントになります。

医学博士の久保明《くぼあきら》先生は、糖化（老化などの要因）を防ぐコツとして食後の運動習慣を提唱しています。

食べた後30分から1時間ほどで血糖値はピークになるため、このタイミングでからだを動かすと、糖がエネルギーとして使われ、血糖値が10～15％ほど下がるといいます。

からだの動かし方として、久保先生をはじめ多くの専門家が勧めているのは「歩くこと」。筋肉の約60％を占めている下半身を動かすことで全身の血流が良くなると共に、穏やかなリズム運動が自律神経のバランスを調え、消化吸収もスムーズになります。

私は益軒さんにならって、毎食後、散歩をします。

歩数は平均１０００～１５００歩ほど。通勤時に少し遠回りしたり、外食時はいくつかの駅分を歩くようにしています。

少し食休みをしたあとでゆっくりと歩き始めるのですが、これがまたとても氣持ち良いのです。

「歩く」という字は少し止まると書きますから、時には少し止まるくらいの、のんびりとしたペースで、まわりの景色を楽しみながら歩きます。

北海道に住んでいるため出不精になりがちな冬は、自宅でテレビを観ながら、その場歩き（足踏み）。面白い番組だとつい夢中になって、氣づけば30分以上歩いていることもよくあります。

25年以上体型がまったく変わらないのは、こうした習慣のおかげでしょうか。

生活習慣病を防ぐためにも効果的な食後の散歩。お勧めの習慣です。

第5章

健康・長寿を実現する食べ方

星澤幸子＋鳴海周平

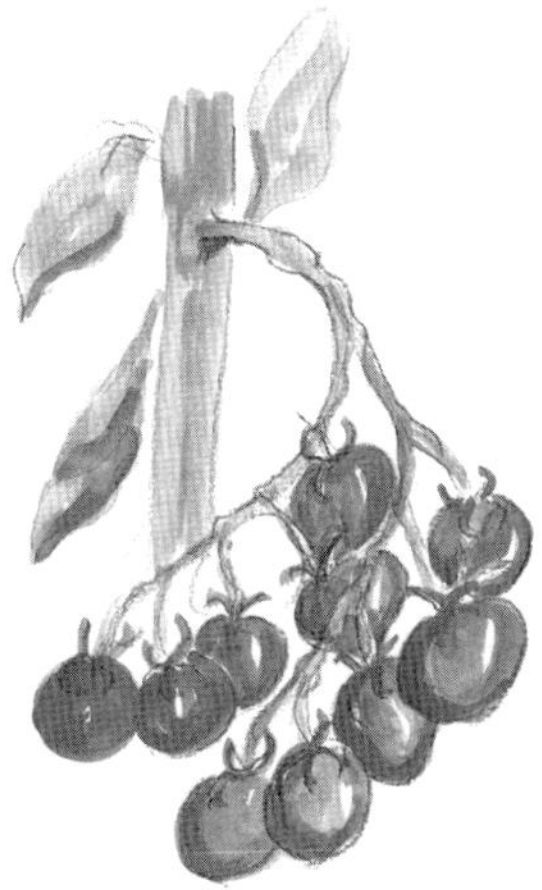

便利な社会の落とし穴

冒頭からで驚かれるかもしれませんが「便利は不便」という言葉は、私から皆様への心からのメッセージです。

二世代前までは考えられなかったようなさまざまなものが発明され、毎日の暮らしの中でどんどん使われるようになりました。そのスピードは、とても実験や検証などしている暇もないほどめまぐるしく、すぐに実用化されては個々の家庭へと浸透していきます。

こうした道具や器機が氾濫した家の中では、からだを使わない分、道具が仕事をしていますから電氣代はかさむばかりです。外での仕事や活動のためにはたいへん便利ですが、どこまでの便利を選択するかが問題ですね。

わが家でも掃除機はあるのですが、私は今でもほうきと手製のはたきで掃除をしています。掃除機を出したり片付けたりしている間にさっと掃けますし、場所も取りません。

雑巾がけもそうですよ。古いタオル一つあればそこらじゅうを拭いてまわれます。エアロビックに通った時の運動が、母から教わった「腰を上げての雑巾がけ」と同じであったことは衝撃的で、それ以来あえて辛い姿勢で拭き掃除をしています。

胡麻は胡麻すり器ですると、胡麻のかすが半端に残りますが、それもいずれ自分の口に入ることを考えると、小さなすり鉢でそのたびごとすった方が効率もいいですし、栄養価もしっかり摂れるのです。

ちなみに、我が星澤クッキングスタジオでは「くりんくりん」という、目地からきれいに掻き出すことのできる便利グッズを開発しました。ご興味のある方はどうぞお問い合わせくださいませ（巻末の星澤クッキングスタジオ公式サイトをご覧ください）。

「ご飯を1人分温める時は、チンが便利よね」……でも、すぐ冷めてしまって美味しいですか？

茶碗が入るくらいの鍋に約1cmの水を入れ、冷やご飯を入れたお茶碗ごと沸騰させて10分経てば温まります（茶碗も熱いのでご用心を）。

プリンなどの蒸しものを作る時も、フライパンに1cm弱のお湯を入れ、キッチンペーパーを敷いて、プリンの型を並べてぴったりと蓋をし、沸騰してから弱火で約10分でできてしまいます。いくつでも時間は同じです。

「味噌汁はいただきたいわ。でも1人分では面倒だから作らないの」……からだはそれで満足していますか？

味噌汁は、お椀かカップに美味しい味噌を約大さじ1杯、鰹節か鮭節、またはとろろ昆布などを入れてお湯を注ぎ、混ぜ混ぜしたらもう完成！　おかずの残りや乾燥わかめ、麩などがあればそれも入れて、具沢山の味噌汁の出来上がりです。

現代は、食べものがいつでもどこでも簡単に手に入る時代です。

自分で作るよりも安くて手軽ですが、昔と比べて格段に増えた病院の数や、からだに何らかの不都合さを抱えている人の多さは、現在の「便利さ」が本当に文化的で豊かな暮らし向きではないことを示しているように思えてなりません。

もう昔に戻ることはできませんが、命の根源である食事だけは、決して「便利さ」に流されないようにしてください。簡単でいいのですから、良い素材を選んで、マメに手作りしてほしいと切に願います。

また、食べものの他にも、今の時代は便利なものや綺麗な道具があふれていてついつい買いたくなりますが、毎日使うものはそれほど多くはありません。

鍋にしても、年をとると中身を入れた時の重さまで考える必要が出てきます。家族の人数は今のままなのか、またからだに不都合のない材料を使っているのか、などを判断して慎重に買いましょう。これは「便利さ」という誘惑に負けないコツでもあるのです。

ナマケモノ　横目に見ながら　マメに生き　　幸子

100歳生きて人活かし

人は雲の上から下を見てどのお母さんの子どもになろうかと考え、決めて降りてくるのだそうです。

そういえば、バチカンのシスティーナ礼拝堂の天井のフレスコ画には、雲の上に羽をつけた子どもがたくさんいます。そのことを描いたのかしらと、今になってピーンときました。

日本では昔から「子どもは神からの授かりもの」として大事に扱われてきました。授かった親は子を一人前に育てるために精神を鍛錬し、からだを使って学びながら、無事に成長させるための修行をさせられる、ということなのでしょうか。

筑波大学名誉教授・村上和雄《むらかみかずお》博士は、人がこの世に存在することはサムシンググレート（大いなる何者か）の計らいによるもので、1億円の宝くじに100万回連続で当たる確率が、人間の細胞1個の生まれる確率だというのです。

人の細胞は60兆個ありますから、1億円の宝くじ100万回連続で当たる確率×

60兆個＝人間に生まれる確率となりますので、両親が仲良くしたから生まれた……なんて簡単なことではないことがわかります。

また、自分の名前でこの世に存在するのは、今回限りのほんの一瞬の間でしかありません。肉体は神からの預かりもので、亡くなると魂は外れてお返しするようになっているのだそうです。

かくいう私も、つい数年前まで自分のからだは自分のものだと思って、ずいぶんとわがままにしていました。でも、預かりものだと知ったら勝手氣ままに扱うことなどできませんね。祖母にもよく「自分を粗末にするな」と言われて育ちました。これは仏様の教えでもあるようです。

長く生きていれば反省することばかりですが、反省は猿でもできますから……。

食べ過ぎ、飲み過ぎ、夜更かし、朝寝坊、乱暴な言葉遣いなど、人として都合の良くない習慣はやめて、からだの細胞が不満を爆発させる前に氣づくことがたいせつですね。

教授はこうもおっしゃいます。

「人には潜在能力がありながら実際に使っているのは5〜10%に過ぎない」

遺伝子の機能はスイッチをONにしたりOFFにしたりが可能、とのこと。

人生をより良く生きるためには、良い遺伝子をONにしておくことがたいせつで、そのためには「感動すること」「笑うこと」が重要なのだそうです。

昨年から日本舞踊体操なるものを習い、月1回集まって踊りとお食事をしている仲間がいるのですが、とにかく笑ってばかりいます。特別なことをしているわけではないのに皆、いつも大笑い（箸が転がってもおかしい年頃のせいかしら（笑）……）。そんな場をいくつか持ちたいものですね。

笑う効果は、ニコッとするだけでもいいとのことなので、私は、長い信号待ちの時など空を仰いで雲を見上げ、ニコッとしながら「いつか私も乗せて！」と宇宙船に思いをはせています（ちょっとアヤシげかも……）。

私たちは一人ひとりこの世に必要とされて存在しています。

子として、親として、社会人としてその役を知り、役に徹して生きてこそ、生きる喜びが湧いてくるのではないでしょうか。

自分がまわりの人に喜ばれる存在であるためには、にこやかで元氣に自分の役を果たすことがもっとも人のため、国のため、世界のためになるのではないかと考えます。

どんなお役をいただいていようと、その人一人の最大の課題は、預かりものである「自分のからだ」を健康に保つこと！　そうでなければ、お役を立派に果たすことはできません。そして、それは各人が自分自身でしか成し得ないことなのです。

私も100歳を目標にしましたので、毎日の生活を相当考え直して実践しています。たとえ途中で終えるにしてもコロリと息絶えたいですから——。

百歳は　自分活かし　人活かし　　　幸子

噛んで味出す健康と人生

現代人と卑弥呼の時代の噛む回数を研究した人がいます。

その頃食べていた食事を再現し、現代人に食べてもらったところ、おおよそ次のような数字が出たということです。

◆1回の食事における咀《そ》嚼《しゃく》回数

・卑弥呼の時代　３９９０回
・平安時代　　　１３６８回
・戦国時代　　　２５６４回
・江戸時代前期　１４１５回
・江戸時代中期　１０１２回（白米が流行、江戸病（脚気）で大勢が死亡）
・戦前（昭和10年頃）　１４２０回
・現代　　　　　　６２０回

ちなみに、現代人は３９９０回噛むと顎が疲れて食べ切れなかったそうです。現代人がいかに噛んでいないか、ということがわかりますね。

噛むことの効果は「ひみこのはがいーぜ」という表現にまとめられます。

ひ：肥満予防＝よく噛むことで満腹中枢が働き、わずかでも満腹感があります。

み：味覚の発達＝食べもの本来の味がわかるようになり、味覚が敏感になります。

こ：言葉の発音が明瞭＝歯並びを良くし、口のまわりの筋肉が発達。綺麗な発音と表情が豊かになります。また、よく噛むことは、顔の筋肉を発達させて表情を明るくし、二重あごの予防にもなります。

の：脳の発達＝噛むと脳内血流が増え、酸素と栄養を運ぶことができますから、子どもの知能の発達と高齢者の認知症予防になります。東京医科歯科大学の実験では、健康な男　女12人にガムを噛んでもらったところ、脳の血流が25～28％増加したそうです。

は：歯の病気を防ぐ＝よく噛むと唾液がたくさん出て口内を清潔に保ち、虫歯予防、歯周病予防になります。

が：ガンを防ぐ＝唾液に含まれる酵素はガン細胞を小さくし、発ガン作用を消す働きを持っています。玄米を一口300回噛んで食べ、ガンを克服した知人の女性は今も元気いっぱいです。

い：胃腸の働きを促進＝「歯丈夫、胃丈夫、大丈夫」消化酵素がたくさん分泌され、生活習慣病予防につながります。

ぜ：全身の体力向上＝ここ一番、歯をくいしばって頑張りが利きます。

人は咀嚼などによって1日約1～1・5リットルの唾液を分泌しています。この唾液に含まれる成分もまた素晴らしい働きをしています。

1980年、西岡一《にしおかはじめ》博士は、唾液には変異毒性物質（化学物質によって遺伝子に傷がついて突然変異細胞になる。変異原の多くは発ガン物質）の毒を消す作用があることを発見し、日本変異原学会で発表されました。魚の焼け焦げやカビ毒に唾液を加えると、突然変異コロニーが激減するというものです。

1928年、病理学者の緒方知三郎《おがたともさぶろう》教授は、骨や歯の再石灰化を防ぎ、皮膚の代謝を活発にしてシミやシワを防ぐ若返りホルモン・パロチンが唾液に含まれていることを発見しました。また、老化の原因となる活性酸素を消去する働きも確認されています。「忙しくて食事は5分です」とおっしゃる方は、早く老けてもいいのでしょうか？　さまざまなビョウキが口をあけて待っているかも。

1994年のアメリカ泌尿器科雑誌には、唾液に含まれる皮膚成長因子が精子の生産と運動能力に関係する、歯が強い人は性欲も強く、生殖能力も高いと発表されています。

徳川家康の健康十訓に「四十八回噛む」という一文があります。48回は時間にすると大体30秒。じつは、この「30秒」という時間は、たとえ有害なものでも唾液に浸けておくことでその働きを失せてしまうことがさまざまな実験からわかってきました。

ただ噛むだけで食べたものの機能が高まるばかりではなく、唾液によってもさまざまな効用をいただけるわけですから、早食いをしている場合ではありませんね。

食料が世界的に不足している時代、穀類を粒のまま良く噛んで食べたら、量は少なくてすみ、どれだけ多くの人が食べられることでしょう。自分のために少量をよく噛んで食べることが世界のためにもなるなんて……。こんな素晴らしいことがただで、すぐにできるのですから何だか嬉しくなりますね。

噛み締めて　スリムに生きて　みな平和　　幸子

からだは食べたものの結果です

私は何ですか？　と聞かれたら「今まで食べてきたものの結果です」とお答えしなくてはなりません。もちろんあなたも同じです。

食べものは口から入り、消化器を通って小腸で栄養が吸収されます。そして早いもので30分、遅いものでも（特別なものを除き）2〜3時間で血液となり、全身の細胞に栄養を運んでいることで人は生き続けているのです。

皿にテン（丶）が付くと、血という字になります。

皿と血、こんなに質の違うものが、なぜたった1カ所の違いなのだろうか？　テンの意味は何だろうか？　と、グルグル歩きながら考えました。

答えは案外簡単に出ました。

血に付いているテンは「箸」ではないかと……。皿に載せたものに箸をつけるということは、食べること。つまり、皿の上に載った食べものが、すぐに血になることを先人は知っていたのです。

からだは食べたものの結果でしかありませんから、100歳まで元氣で生きるとしたなら、毎日の食事の皿に何を盛るべきかをしっかり考えなくてはなりません。

会食の時でも出された料理の何に箸をつけるべきか、自分で判断して口に運ぶべきでしょう。「残すのが悪くて」とか「もったいなくて……」とおっしゃいますが、本当にもったいないのはご自身のからだです。

私も、以前までは出されたものは皿までも食べる勢いでいただいていましたが、その後のからだの状態や、食に対するさまざまな学びの中から、食事の内容と量を選んで口にする必要を知りました。

半世紀前までは不都合を感じるものはそれほど多くはありませんでしたが、現在は食料の6割を外国から仕入れています。

輸送に1カ月以上かかるために、早く摘み採るという不都合、長距離を運ぶために必要な農薬の使用量の多さ、地域の違う所で採れたものとからだとの不具合など数え上げたらきりがありません。

輸入された食べものは価格も安いため（変ですよね。遠くから運んでも安いなんて）つい手を出しそうですが、それが将来の自分のからだになると考えたら、よほど慎重に考慮する必要があるのではないでしょうか。

輸入食品についての本や、ビデオ、CDなどがたくさん出ていますので、ぜひ参考にしてください。「百聞は一見にしかず」。自分の命を存続させるための食べものであるかどうか、よく見て考えていただきたいのです。

忙しくて食事のことは考えている暇がない……などとおっしゃる人がいますが、

それは優先順位が違いませんか？　からだそのものである食べものを軽んじていると、ひょっとしたら近い将来ベッドの上で長い後悔の時を過ごすことになるかもしれません。そのくらい、食べものは人生を左右するもの、ということをお伝えしたいのです。

仕事や、学問を身につけることが最優先ではありません。

からだを元氣に生かすことが何より大事なことで、その糧を得るための仕事であり、仕事の充実のための学問ではないでしょうか。

子どもの習い事が忙しくて料理を作る暇がない、とおっしゃる教育熱心なママさんもいますが、子どもの頃は優秀でも、からだが丈夫に育たなければ精神が強くならず、せっかく身につけた学問を生かすことも、夢を実現することも叶いません。

何より、丈夫なからだづくりが最優先です。

生き方は　食べ方見れば　理解でき　　幸子

長生きの人が食べているもの

昔も今も、人の最高の願いは不老長寿といわれています。

その長寿世界一の座を長年キープしている日本ですが、実態は介護制度の充実によるベッド年数の長さというのが現実です。

２００５年から日本の人口は減少しはじめましたが、65歳以上の人は２０２５年には人口の30％、55年には40％に達する勢いです。平均寿命もここ１００年で44歳から83歳と約2倍の長さになり、１００歳以上の人は約50年で１５０人から３００倍以上の４万８０００人になりました。

心身ともに健康で長寿を達成することがますます重要になってきます。

最近の研究で、人のからだには寿命を延ばす「長寿遺伝子」なるものがあることがわかりました。この遺伝子のスイッチをＯＮの状態にすることで、長寿遺伝子が活性化するというのです。

さまざまな実験が繰り返される中で、長寿遺伝子のスイッチが入るのは「腹七分目」のカロリー制限であることが明らかになっています。

昔からいわれる「腹八分目に医者要らず、腹七分目に病なし」は、とてもわかりやすい諺ですね。

では、食べものでスイッチを入れることはできないのでしょうか？

「蕎麦好きは長生きが多い」とか「長芋を毎日食べると元氣で長生きできる」など、さまざまな長寿の秘訣が取り上げられていますが、食べるものはその地域や国によって備わっているものが違いますので、一概に言うことはできません。からだの機能も、長い間の食習慣で他の国の人とは違うものになっているのです。

住んでいる場所も、体質も一人ひとり違うのですから「自分に合う食べものは何か」ということは、時間をかけて「何が心地良いものなのか」を自らのからだに問うべきではないでしょうか。

食べものも、1カ月でおおよその見当がつきます。

からだが軽い感じがする、立派な大便が毎日出る、肌がきれいになった氣がする、朝起きる時さっと起き上がれる、階段を上る時快調だ、など、まずは自分自身のからだに聞いてみるとよいでしょう。毎日「氣持ちいいなー」と思えたらしめたものですね。

これ！　という決まりや方程式はありませんが、健康な長寿者に共通するいくつかの要点を紹介します。

①食事に氣をつける
②物事にこだわらない
③規則正しい生活をする
④睡眠・休養を十分にとる
⑤適度な運動をする

中でも①の「食事に氣をつける」を取り上げてみますと、

1：腹七分目にする
2：身土不二（住んでいる所で採れる旬のものを食する）

3：よく噛んで食べる
4：規則正しい食べ方をする

どのくらい実践できていますでしょうか？

今からでも遅くありません。前向きにできることからはじめましょう！

80歳で見事エベレスト最高峰登頂を果たされた三浦雄一郎さんのお父さん、三浦敬三さんは最期まで自立した生活をされ、101歳の天寿を全うされました。

面倒を見させてほしいと頼む雄一郎さんの奥様の申し出をあえて拒み、好きなスキーをするために、自分に厳しいトレーニングを課しながら、独自の食生活を確立されました。

雄一郎さんも世界最高齢の登山者であり、その記録更新（2003年）を達成したばかりですが、また間もなく新たな目標に向かわれるとか。

おふたりが健康に配慮して実践している食生活は、日本の食文化を土台にしたもので、そこにからだを強化するための栄養をプラスされているそうです。やはり、住んでいる地域の伝統食がベースになっているのです。

現在(2013年6月12日現在)、世界最長寿者である1898年生まれの115歳、大川ミサヲさんは「長寿の秘訣は?」との問いに「美味しいものを食べること」「ゆっくり暮らすこと」と答えられたそうです。ちなみに好物は鯖のお寿司や刺身とのこと。

伝統的な日本食は、やはり健康・長寿の秘訣のようです。

我がからだ　意志を持って　共に生き　　幸子

世界の長寿地域における共通点とは

さまざまな長寿研究の結果「健康的な食生活」「適度な運動」「前向きに生きること」は、長寿の3大要因であることがわかっています。

長寿のための食について考える時にたいせつなのは、長寿者が「今、何を食べているか」ではなく、「からだができる若い頃から何を食べてきたのか」です。

世界中で健康な長寿者の多い地域を調査した『ブルーゾーン』(ディスカヴァー・トゥエンティワン刊)によると、長寿者が若い頃からよく食べていたのは、主食の穀類に豆類、地場で採れた野菜類がメインの副食、といったメニュー。これに魚介類や肉類などの動物性タンパク質が少々加わります。日本なら「ご飯に味噌汁、漬け物、お浸し、納豆、豆腐料理、焼き魚」といった感じでしょうか。

植物性食品の割合が多いメニューは、少なめのカロリーでも高い満足感が得られますから、食べ過ぎが予防できます。

「カロリー摂取を少なめにすることが健康・長寿の秘訣」という近年明らかになった研究データは、先人たちによってすでに実証されていたことになりますね。

100歳以上の元氣なお年寄りへの取材をライフワークにしている直木賞作家の志茂田景樹《しもだかげき》さんは、著書『100歳すぎてもスゴイ生きる力』（KIBA BOOK刊）の中で「長寿者には野菜を多食しているという共通の食習慣がある」と述べています。

定番メニューは具沢山の味噌汁。蕎麦やうどんには、大根おろしやネギなどの薬味をたっぷり入れていたそうです。

2006年、アメリカの健康情報誌「ヘルス」に掲載された「世界の5大健康食品」は、大豆（日本）、レンズ豆（インド）、キムチ（韓国）、ヨーグルト（ギリシャ）、オリーブ油（スペイン）で、5品中、豆と発酵食品が4品目を占めています。

発酵食品である鰹節のだしに、豆を発酵させた味噌、そこへ旬の野菜をたっぷりと入れた具沢山の味噌汁は、世界に誇ることができる最高峰の健康食といえそうです。

穀類を主食とし、副食は植物性をメインとした伝統的な食生活が、世界の長寿地域における共通食なのです。

腹八分目でも満足するコツ

長寿の人には「満腹まで食べずに、空腹感がなくなったら箸を置く」という共通した習慣があります。

健康長寿の理想像として人氣者だったきんさんぎんさんも、茶碗七分目によそったお粥をひと口残し、つねに腹八分目をこころがけていました。

「腹八分目で医者いらず。腹六分目で老いを忘れる。腹四分目で神に近づく……」というヨガの教義や「人は食べる量の4分の1で生きている。あとの4分の3は医者が食う」というエジプトの遺跡から発見された言葉からも、少食の効用がわかります。

「良いことなのはわかってるんだけど、なかなかむずかしいよね……」と言っているあなた、心配は無用です。腹八分目を無理なく実行できるコツを紹介しましょう。

〈腹八分目でも満足するコツ〉

◎大皿から直接取って食べずに、都度小さめの皿に、少なめに盛る

さまざまな実験から、皿に盛り付けた量の4分の3が消費される、というデータが出ています。つまり、入れものの大きさによって食欲も変化する、ということです。

大皿から取るのではなく、小さめの取り皿に少量ずつ盛り付けるようにします。

◎意識的にひと休みする

ひと口ごとに箸を置いたり、取り皿などの必要なものを手の届く所から離したりすることで、少し時間をかけることを意識します。

「満腹中枢」が満腹を感じるまでの時差を縮めることができます。

◎野菜類から食べはじめる

「食べる順番」の項でも述べたように、血糖値が穏やかに上がるため、生活習慣病の予防にもなります。

◎なるべくゆっくりと、よく噛んで食べる

よく噛む効果は想像以上（146〜150ページを参照）。
お勧めは、ひと口につき30回以上噛むことです。

◎氣の合う誰かと一緒に食べる

誰かと話をしながら食べると、食事量は減少します。
会話を楽しんでいるうちに、満腹中枢との時差が縮まります。

腹八分目が習慣になると、睡眠の質が変わり、肌もきれいになってきます。
からだも驚くほど軽くなる、健康・長寿の秘訣です。

「養生訓」に学ぶ長寿の秘訣

江戸時代の儒学者である貝原益軒さんの『養生訓』には、健康・長寿を実現する食生活についてもたくさんのアドバイスが記されています。

◎何でもほどほどがよい

満腹の状態は、臓器と臓器の間にある隙間を圧迫してしまう。氣の通り道を塞がないように、腹八分目をこころがけること。

満開よりも半開の花を楽しむように、飲酒もほろ酔い程度を楽しむのがよい。

◎バランスを考慮する

五味（甘・辛・塩・苦・酸）のバランスを考えて、それぞれを少しずつ食べること。野菜は穀物や肉類の不足を補い、消化もしやすい。

益軒さんは、野菜の中でも「大根はつねに食ふべし」と言っています。

わが家でも、鍋ものなどには必ず大根おろしを入れて食べます。消化吸収が良くなり、翌朝は胃腸がとても軽く感じられます。

◎食後には300歩ほど歩くこと

食後は長く休まずに、少し歩くことで消化吸収が促される

私も益軒さんにならって、毎食後散歩をしていることは前章でも述べたとおりです。

最初は少し億劫かもしれませんが、やりはじめるとその爽快さを実感できますよ。

米食のたいせつさや、豆類、野菜類の勧め、肉類を少なめにすることなど、益軒さんの訓《おし》えは現代の長寿学にも通じることばかり。

「何事もほどほどに、バランス良く」という益軒哲学は、食生活だけでなく、人生そのものを豊かにしてくれる智恵でもあるように思います。

「薬」という漢字が教えてくれること

薬という漢字は、草冠に楽と書きます。

草冠は植物のことを表していて、「楽」は「療」、つまり「癒し」を表しているともいわれています。植物がからだを楽にしてくれる、ということですね。

ホリスティック医学の第一人者である帯津良一先生は植物の効用についてこう述べています。

「植物は、大地のエネルギーをふんだんに持っています。特に今、目の前でにょきにょき生えてきたようなものが最高で、季節の香味に満ちた『旬のもの』、そして自分の身近なところで収穫された『地場のもの』が良いのです」

暮らしている土地で採れた旬のもの。まさに「身土不二」の考え方です。

野菜の色や香り、独特の苦みや辛みなどは「フィトケミカル」という物質と関係しています。

植物は基本的に自ら移動しないため、こうした物質を生成して、虫や動物、紫外線などから身を守っているのです。

フィトケミカルは、抗酸化（老化などを防ぐ）作用があることでも知られ、私たちの体内でとても有用な働きをしてくれることがわかっています。

このことは、アメリカの国立がん研究所が中心となって調査した、ガン予防に効果的な食品「デザイナーフーズ」にも表されています。

図の2段目に、玄米や全粒小麦が掲載されているのは、なるべく精製しない自

■ デザイナーフーズ・プログラム

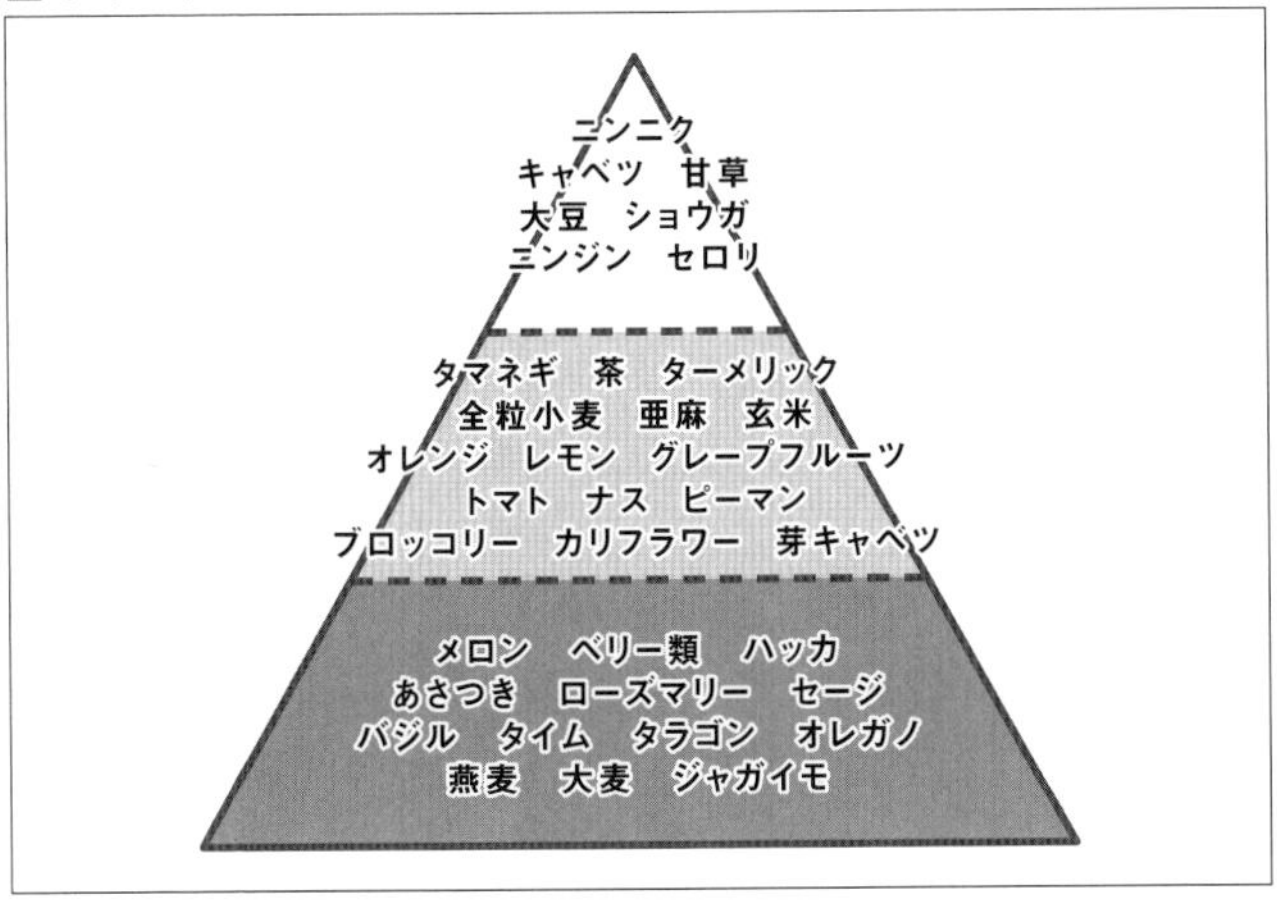

然そのままの素材に、より大きな癒しの力が宿っているということでしょう。

漬け物は、植物のこうした力（フィトケミカル）に「発酵」（乳酸菌）という要素が加わります。

健康・長寿のためにも、素材や塩、ぬか床などにこだわった自家製漬け物は、食卓にぜひ常備してほしい一品です。

からだを楽にしてくれる植物の力（自然の恵み）に感謝して、日々いのちのエネルギーを高めていきたいものです。

第6章

快食の秘訣は快便

星澤幸子
＋
鳴海周平

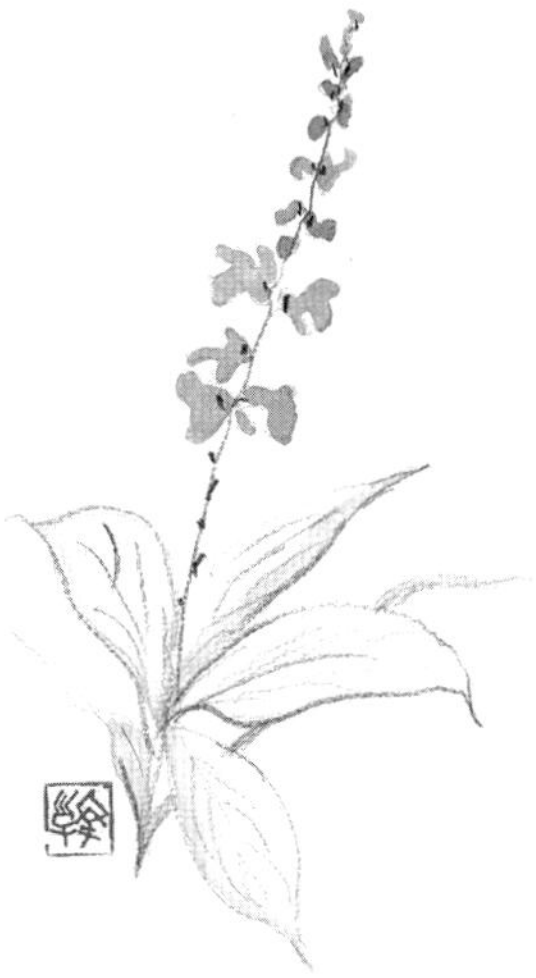

快便の基本は穀菜食

栄養やからだのことを学んでいくと、必ず「腸」に行き着きます。腸の調子が良ければ、からだの調子も良いものです。

からだを支えているのは脚ではなく腸だ、ということなのですね。どんなに足が丈夫でも、お腹が痛ければ立っていられないことが物語っています。

「腸は第二の脳」といわれています。匂いや味を嗅ぎ分けて、美味しい、美味しくないを判断し、食べるか否かを選択して口に入れるようにできているのです。

なぜその人によって食べものの好き嫌いが分かれるのか。それは、その人のわがままや小さい時の食事の仕方による偏り、というのは別にして、その人の腸がその食べものを消化する能力がある時はOKサインを出し（つまり「美味しい」と感じ）、そうでない時は「嫌な匂い、またはまずい」という反応を示して口に入れることを拒みます。それは口に入れようとするものが、今の自分の腸で消化できるものかそうでないかを判断して、口での感覚（食感、味覚）や臭覚に反映させたものであることがわかっています。

いつも食べているものでも「今日は食べたくないな」と感じたら、それは腸が拒んでいるのですからやめるべきでしょう。

私もそれを実感したことがあります。

いつもなら何も疑わず食べる魚のたたきをいただきました。「なんだか嫌だな」とふと感じたのですが、そのまま食べ続けました。その4時間後、しっかり腸は拒否反応を示し下してしまいました。

さまざまな感覚は自身のからだを保つためにありますので、からだが感じたことにはしっかり耳を傾けなくてはならない、と痛感した出来事でした。

口に入れるか否かはたいへん重大な選択です。

もしそれが不都合なものであれば、一口でも命にかかわるのですから。

それは「命」という漢字にも表れています。

「一口違えただけでも即命にかかわる」と読めますね。

食べものは胃で粉砕された後、小腸に入り、消化酵素で分解されて栄養が吸収されます。その後、大腸に運ばれ、水分吸収された不要なものは体外へ排泄されます。排泄物は体内の健康状態を知らせてくれますから、それをウンチ（運知）と言うんですね。

大腸には５０００〜１０００種、重さにして１〜１・５kg、細菌の数でいうと６００兆〜１０００兆以上という膨大な腸内細菌が棲んでいるというのですから驚きです。

また腸内細菌の中でも善玉菌、悪玉菌、日和見《ひよりみ》菌があり、それらのバランスによって、からだに有害なものを包み込んで外に出す作用が高まったり、反対に食べたものでそのバランスが変化して有害なものを発生させるなど、腸内環境次第で健康にも不健康にもなるのです。

必要のなくなったものを長い間大腸にためておくと、腐敗が生じ有害なものが再吸収されてしまいます。便秘になることは、からだにとってたいへん不都合な現象なのです。

野生の動物が便秘だなんて聞いたことがないのは、からだの声に素直に従って生きているからでしょう。野のあちらこちらに糞があることからも、食べて必要なものを吸収した後、必要のないものはなるべく早く体外に出したほうがよいことがわかります。有害なものも発生せず、からだが軽く動きやすいのです。

繊維質の多い穀類（特に玄米食）や野菜たっぷりのお汁をいただいた時の腸はすこぶる元氣です。

次の日の朝の体重は相当減少していますし、お手洗いで納得のいく感覚を得ることができますから、まさしく「運知」で今日のからだの調子、運を知ることになります。

食事は作りっぱなしにするのではなく、家族みんなが不都合なく排泄しているかどうかまで氣配りをする必要があるでしょう。

日本人は古くから穀類を中心に食べてきた民族ですので、腸が欧米人に比べて長いといわれています。欧米人並みに動物性食品を摂取すると、腸内で発酵して強烈な臭いを放ち色も濃くなります。ちなみに、昆布を食べるとその臭いは少なくなります。ご迷惑にならずにすみますのでお勧めですよ。

子どもが2～3歳頃まではだいたいの体調はウンチで判断できますので、特に氣を配ってあげてください。立派なのがスッと出ると食べものもOK、腸もOK。今日も元氣に遊んでくれそうです。消化していないものがそのまま出ていたら、まだあげる時期が早いということですので、腸の表現していることを見逃さないでくださいね。

大人でも、昨日の食べたものの反省とからだの調子をしっかり検証してから水に流すようにしてください。運を知ると書いて「運知」、また、からだからの便りが「便」なのですから。

運を知り　食べ方学び　実践だ　　幸子

便通が良くなる食事

日本人は、他の国では食べられていなかったり、漢方薬に使われるようなものを毎日の食事に活用してきました。そうして長い間に確立されたのが日本食文化です。つまり毎日の食事が「薬膳」なのです。

その最たるものがゴボウや蓮根、干し椎茸、こんにゃく、寒天、豆、昆布などで、昔のお祝いの食事には必ず使われていました。これらは、別名「腸の砂落とし」ともいわれています。小さい頃、それを聞いて「お腹には砂がたまっているのかな?」と思ったものですが、砂とは不都合なものという意味で、現代風にいえばデトックス効果がある食べものなのですね。

それらが自然な形で食事に組み込まれているわけですから、日本料理を家庭で実践したら「薬膳」をいただいているようなものなのです。

腸の健康はからだの健康。ウンチ博士で有名な辨野義己博士は、日本人の腸内にもっとも多く存在しているビフィズス菌の一種が花粉症軽減に効果があることを世界ではじめて立証した、と発表しています。

その季節になると、クスリやグッズの売り上げはうなぎ上りですが、昔はもっと木々や花が多かったにもかかわらず、発症する人はほとんどいませんでした。

それはおそらく、日本人ならどこの家庭でも当たりまえに食卓に上《のぼ》っていた「漬け物」に含まれている豊富な乳酸菌のおかげでもあったのでしょうね。

健康であるか否かは肌を見ればだいたいの見当がつきます。

肌には腸の健康状態が現れますから、肌のきれいな人は腸が喜ぶ食べものをしっかり摂っているということがいえるでしょう。

肌見れば　きれいな人は　腸美人

幸子

発酵食品と食物繊維

発酵とは、酵母、細菌、カビなどの微生物が有機化合物を分解して、アルコール、有機酸、炭酸ガスなどを生じる過程をいいます。

その過程で、食べものは消化吸収されやすい形になるばかりでなく、味も良くなり、まるで別ものに変化したような魅力を持ちます。

人は5000年も昔から、自然界に存在した微生物による発酵食品を食していたことがわかっており、1672年にレーウェンフックが顕微鏡を発明したことによってその形が明らかとなりました。

日本は世界でもっとも発酵食品を活用している国だそうで、平安時代末期には「種麹屋」なる商売があり、酒、味噌、醤油の醸造に使われていました。

発酵には「カビ」「酵母」「菌」の3種類があります。

「カビ」を使ったものでは、ニホンコウジカビの日本酒、酢、味噌、味醂や、ショウユコウジカビの味噌、醤油。クロコウジカビの焼酎、アワモリコウジカビの泡盛、カツオブシカビの鰹節や、さまざまなチーズもカビによる発酵食品です。

「酵母」による発酵は、パン、ビール、ワインで、醤油や味噌にも活用されています。

「菌」は、カビや酵母とは比較にならないほどの速さで数を増やします。乳酸菌の漬け物、チーズ、ヨーグルト、納豆などがそれにあたります。

発酵食品を「良い香り」に感じるのは、その土地に住む人にとって都合の良いものになっているからなのです。


食べものは、発酵させることによってさまざまな効果が得られます。

その第1は「保存性を高める」ことです。

過酷な自然環境の中でも器機の力などに頼らずに保存するため、発酵の力を最大限に活用して、食生活を豊かなものにしてきたのです。

第2は「滋養強壮作用」です。

消化しにくい食べものを、微生物の働きで吸収しやすい形に変化させ、別の有効な物質を作るなど、からだを強く保つ効果があります。

最近では、乳酸菌の免疫賦活作用がガンの進行を阻害することがわかってきました。腸内でも悪玉菌殺菌作用やビタミンの生成など、さまざまな効果を発揮してくれます。

第3は「味や香りを良くする作用」。

これは特に日本の発酵食品全般にいえることです。

世界でもっとも硬い食べもの「鰹節」は、時間をかけて何度も繰り返し行なわれるカビつけなどの働きで、鰹内部の水分を完全に吸収し、硬く日持ちの良いものに仕上げていきます。また、鰹節でだしを取っても脂分が浮かんでこないのは、油脂成分分解酵素（リパーゼ）を分泌して、脂肪酸とグリセリンに分解し、イノシン酸という旨み成分を作り出しているからです。

近年は鮭で同じ製法をした鮭節があります。こちらもとても美味ですよ。

発酵には「猛毒の解毒作用」もあります。

石川県特産の「フグの卵巣の糠漬け」は、青酸カリの180倍という猛毒のテトロドトキシンを、乳酸菌が炭酸ガスとアンモニアに分解して解毒したものです。

よく考えてできたものなのか、偶然の産物なのか、とにかくたいへんに美味。

ただただ先人に感謝です。……あー、お酒とご飯がほしい！

発酵食品には「便秘の予防」や「血中コレステロールの低下」「免疫力の向上」

などさまざまな健康効果があります。

特に菌類は、腸まで達して腸内細菌に活力を与え、免疫力を向上させ、腸を活性化し、健康な状態に保つことでからだ全体にさまざまな効果をもたらせてくれます。結果、お肌もきれいになる、というわけです。

日本古来の調味料や酒、食品は、菌やカビ、麹の働きによってからだに都合の良いものになっていますから、日本人が元氣で長生きするための滋養強壮食品であることは間違いありません。

近年、塩麹が料理にも頻繁に使われるようになったことは、たいへん良い傾向だと思います。ただ、自分で作らないと効果のほどは「？」です。自分で作ると、塩にもこだわることができますので、ぜひ手作りを。

〈塩麹の作り方〉

・麹２００g、塩50g、水２００ccを合わせ、容器に入れて蓋をしたまま室温に置きます（密閉はしないでください）。

・日に一度かき混ぜ、1週間ほどするとなめらかになり完成です。
・その後は冷蔵庫に入れて保存してください。

ほんのわずかで材料が美味しくなり、何にでもお使いいただけます。スープなどは塩を入れずに作り、食べるとき必要に応じて、好みの量の塩麹を加えるとよいでしょう。

発酵食品の力を上手に活用してくださいね。

発酵の　力身につけ　今日も活き　　　幸子

人間は考える管である

腸は、からだの中で「最古の臓器」と呼ばれています。

進化の順番からみて、いちばん最初に腸だけのような生物が登場し、そのあとに脳や他の内臓を備えるものが現れてきたからでしょう。

そのせいか、腸にはたいへんな数の神経細胞が存在していて、脳に頼ることなく消化・吸収などをコントロールしています。

免疫の70〜80％を担っているのも腸ですから、いかにたいせつな役割を担っているのかがわかりますね。

「ガッツがある」のガッツは、腸や消化器という意味の「gut」という英語が語源です。

また、「直感」や「第六感」を「gut feeling」と言ったり、「根本的な問題」を

「gut issue」と言ったりするのも、腸が「こころ」という、人を形成する土壌と深く関係していることを表しているのだと思います。

漢字でも、「腸」の左側にある月（にくづき）を土に替えると「場」という漢字になりますが、これは、腸が地球でいうところの「土」「場」にあたることを、先人たちが感じ取っていた証しではないでしょうか。

植物の生育が土で決まるように、私たちの心身の健康も腸が大きな鍵を握っているのです。

便秘の原因は何か？

「食べたものを出す」という、じつに当たりまえのはたらきが、なかなかスムーズにいっていない、俗にいう「便秘」といわれる症状の人が増加傾向にあるといいます。特に、20〜30代女性の約半数が便秘を抱えている、というデータもあるようですから、これはなかなか深刻です。

慢性の便秘には、腸の蠕動《ぜんどう》運動が弱っていたり、精神的なストレスが関係していたり、といったさまざまな原因が考えられますが、便秘の人にほぼ共通していえるのは「便意を我慢していた時期があった」ということ。

学校では個室に入るのが何となく恥ずかしくて、社会に出てからは職場の雰囲気や接客のタイミングなどでいつも我慢をしてしまう、といったことが重なり、そのまま便秘につながってしまう、というパターンが多いようです。

日常的な我慢の積み重ねが「便意」という「からだの声」を遠ざけてしまった、ということでしょう。

からだの声を遠ざけていたことが、便秘の大きな原因なのであれば、便意を感じたらすぐに排泄すること、つまり、我慢せずにからだの声に素直に従うことが便秘を改善するコツということになります。

自然界には「我慢」という言葉が存在しませんから、自然の一部である私たちも我慢をしないことがたいせつなのです。

自然界がつねに循環しているように、私たちのからだにも「食べて出す」という循環の法則があります。

食べものに氣を配ると共に、こうした自然の摂理にも意識をおいてみることで、快便のコツがもっとよく見えてくるかもしれません。

漢字が教えてくれる快便のコツ

「便」は体内の状態を教えてくれる「からだからの便り（手紙）」。星澤先生がおっしゃる「運知（ウンチ）」と同義です。

また、便という字を分解すると「人が更新される」とも読み取れます。排泄をすることで人は日々新しくなっていく。つまり、「新陳代謝」のこと。

人が更新される場所だから「便所」なのかもしれませんね。

「快便」のために何を食べたらよいか、ということも漢字を見るとわかります。

「便」を別の漢字で表すと「糞」。分解すると、米が異なると書きますから、米（穀類）をしっかり食べることが、快便にはとてもたいせつなのです。

このことは、理想の食事バランスが歯の構成比率に現れていることとも一致します（第4章「食べものの理想的な摂取比率」を参照してください）。

どんぶりでご飯を食べているような人から「便秘で困っている」という話は、あまり聞いたことがないでしょう？

食べものを「噛む」という字も「歯」という字も、口の中で米を止めると書きます。人は本来「穀食動物」なのです。

「快食」のために「快便」がたいせつであることも、漢字に表されています。

生きていく上で欠かせない「呼吸」という字は「吐いて吸う」と書きます。

「出入り口」という言葉も、出る方が先、入る方があとですね。

英語も「give & take」。与えるのが先で、もらうのはあとです。

じつはこのことは、人の一生にもあてはまります。

赤ちゃんは生まれてくると、母乳を飲む前に胎便を出します。人が亡くなる時は少量の水を飲ませて送り出します（「死に水をとる」といいますね）。

「オギャー」と息を吐いて生まれ、亡くなる時は「息を引き取る」といいます（じっさい、息を吸ってあの世へ旅立つそうです）。

自然の摂理は、すべて「出す方が先」。

快便が快食の秘訣であることは、自然の摂理をみても明らかなのです。

朝はまずこの習慣から

食べものへの配慮とともにお勧めなのが、朝起きがけに1杯の水（白湯）を飲むこと。

腸は、その時の状況に応じて収縮を繰り返す「蠕動運動」によって便意を促される仕組みになっています。起きがけの1杯は、この蠕動運動を誘導してくれるのです。

また、自律神経のバランスが調っていることも快便のたいせつな要件です。

朝は、就寝中優位になっていた副交感神経と、昼間優位になる交感神経が切り替わる時間帯ですから、ここで1杯の水を飲むことによって副交感神経と関係している胃腸の動きがスムーズになるのです。

昔からよくいわれる「急がば回れ」は、急いでいる時ほどゆっくり慎重に、ということですが、じつはこれ、快便にも深い関係があります。

急いでいる時の呼吸は浅くて早い傾向にありますが、これは不安な時や緊張している時と同じ呼吸です。いっぽう、リラックスしている時の呼吸は、深くてゆっくりとしています。

何かを行なう際に、どちらの呼吸状態がうまくいくかは一目瞭然ですね。

先人たちはこの様から得た教訓を「急がば回れ」と表現したのでしょう。

意識的にゆっくりと動くことで、呼吸も深くゆっくりとなり、自律神経は副交感神経が優位な状態となります。そう、朝に1杯の水を飲んだ時と同じ状態ですね。

もう一つ。ニコニコしている時も、自律神経のバランスが調います。目尻が下がって、口角が上がった状態です（注：逆だと、効果も逆になります）。漫才や落語を見て大笑いしたり、子どもの笑顔を見て思わずこちらも笑顔になったりした時、疲れがどこかへいってしまったような感じがするのも、こうした自律神経のはたらきが大きく関係しているのです。

これは「つくり笑い」でも効果のあることが確認されています。

前出の順天堂大学医学部教授・小林弘幸先生は、著書『なぜ、「これ」は健康にいいのか？』（サンマーク出版刊）の中で、次のように述べています。

「自律神経のバランスのいい人は腸の状態が良く、自律神経のバランスが悪い人は腸の状態も悪い。同じく、腸の状態がいい人は自律神経のバランスが整いやすく、腸の状態が悪い人は自律神経のバランスも整いにくい」

腸と自律神経には密接なつながりがあります。

穀食、発酵食品、食物繊維といった食生活への配慮とともに、朝1杯の水（白湯）と「ゆっくり」「ニコニコ」の習慣をこころがけたいものですね。

第7章

こころとからだが喜ぶ「食」

鳴海周平

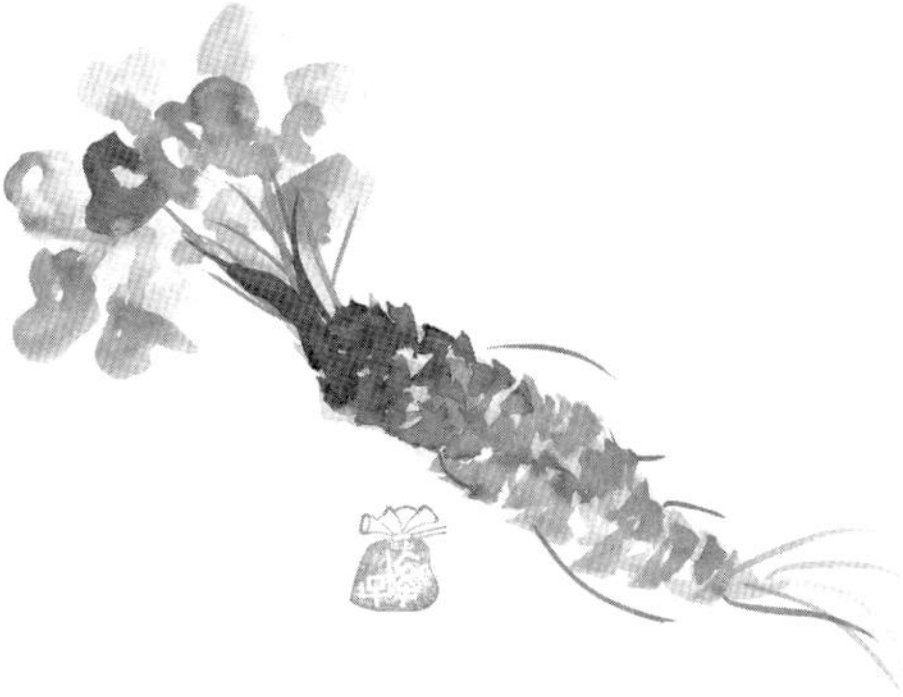

怒っている時に食事をしてはいけない理由

腹が立っている時は、あまりお腹が空きません。

これは、唾液の質が変わり、消化器官の働きも著しく低下するためです。からだは本能的に、食べものを入れてはいけない時を知っているんですね。

前出の小林弘幸先生は、同著『なぜ、「これ」は健康にいいのか？』の中で「怒れば怒るほど体内では血液がドロドロに汚れていくのです」と述べています。

怒ると、交感神経が過剰に緊張して、血管が収縮し、血球が破壊されてしまうそうなのです。血液が汚れると末梢血管の血流も悪くなりますから、消化吸収に影響を及ぼしてしまうことも納得ですね。

貝原益軒さんの『養生訓』にも「怒りと共に食事をしてはいけない」という記載があります。きっと江戸時代の人たちも、経験を通して実感していたのでしょう。

でも、よく考えると「怒る」ということは、ほとんどの場合、自分以外の誰かに対して腹が立っているわけです。つまり、自分が悪いわけじゃない（と、思っているだけかもしれませんが……)。誰かの行為のせいで、自分の血液がドロドロになってしまうのは、腑に落ちませんね。しかも、ご飯も美味しく食べられないわけですから、ますます納得がいきません。

では、どうすればよいか。答えは簡単、怒らなければよいのです。

怒らないコツは「○○のせいで、自分が不健康になるなんてアホらしい。もう、や～めた」と諦めてしまうこと。

「怒ると誰がいちばん損をする?」と、自分に問いかけてみることです。

最初はなかなか難しいかもしれませんが、繰り返しているうちにだんだん腹が立たなくなってきます。

もう1つの提案は「肯定的な動き」をしてみることです。

こころが穏やかな時の仕草(微笑みや、ゆっくりとした動作など)を意識してみたり、深くゆっくりした呼吸をしてみると、こころが落ち着いてきます。ひと言「ありがとう」と言ってみるだけでも、感情の収まりが実感できるでしょう。

こちらも繰り返しているうちに、だんだん怒ることが少なくなってきます。

仕草や言葉にはとても大きな力があるのです。

他にも、「とりあえず、ひと呼吸おいてみる」とか「相手は自分を映し出している鏡」だと思ってみるなど、さまざまな解消方法があるかと思います。

限りある「食事」というたいせつな機会を、怒りと共にするのではなく、心穏やかに楽しく迎えたいものです。

そのたびに、こころとからだはどんどん健康になっていくのですから。

こころとからだが元氣になる食べ方

さて、突然ですが質問です。

「今までで、いちばん美味しいと思ったものは何ですか？」

さあ、何が思い浮かんだでしょうか。

高級中華料理？　高級洋食フルコース？　それとも高級懐石料理でしょうか（何でも「高級」をつけると美味しそうに感じてしまいますね）。

ちなみに、私がいちばん美味しかったのは「遠足の時のおにぎり」。えっ？　シンプルすぎですか（笑）。

でも、きっと同じような答えの方が多いのではないでしょうか。

「運動のあとの○○」「長時間労働のあとの○○」「授業中の早弁」など、お腹が空いている時に食べたものですね。

それとも1つ、「友人たちと食べた○○」「旅行先で食べた○○」「久しぶりに食べたお母さんの手料理」というような、楽しい想い出や懐かしさのある食べものも多いのではないかと思います。

じつは、この「お腹が空いている時に食べる」と「楽しく食べる」という2つの食べ方は「脳を活性化させる方法」であることが明らかになっているのです。

ただ食べるのではなく「ああ、美味しい！」と感激しながら食べることで、脳はどんどん活性化され、心身共に元氣になっていくのだそうです。

健康な長寿者たちに聞いた、食事でこころがけていたことの中にも「家族揃って食べる」という項目があります。また、家族と一緒に食事をしている人は、食欲が3倍高いという報告もありました。

家族ではなくても、氣の合う友人と一緒に食事をしたり、1人でも食卓に工夫を凝らして食事を楽しむことは、間違いなくからだに良い影響を与えてくれます。

私が子どもの頃、食卓にはいつも父母と曾祖父母（ひいじいちゃん、ひいばあちゃん）がいて、皆でちゃぶ台を囲みながらワイワイと楽しく食事をしていました。豪勢なおかずはなくても、その和やかな雰囲気が何よりのおかずだったように思います。

曾祖父母が長寿を全うできたことは、楽しい食卓も大きく関係していたと思うのです。

脳が活性化して心身が元氣になるチャンスは、食事のたびに訪れています。

ご飯は、お腹が空いてから、そして、心穏やかに楽しみたいものですね。

迷ったらからだに聞いてみる

明から清の時代にかけて活躍した劇作家・李笠翁《りりゅうおう》は「好けるものは薬にあるべし」という言葉を遺しています。

好きなものはその人のからだが欲しているのだから何より良い薬だ、という意味でしょう。

本書で何度もご登場いただいている貝原益軒さんの「好きなものはクスリなのだから、好きなものを食べたらよい」という著述も、この記に由来しているといわれています。

「美味しいと感じるものは、からだにいい」ということの考え。基本的に私は大賛成なのですが、「ただし」という条件がつきます。

というのは、「美味しい」という感覚を惑わせるいくつかの要因が存在するからです。

●思い込み

テレビや雑誌などから得た情報で、頭でっかちになっている状態。「からだにいい＝美味しい」ということを頭で理解し、知識で判断してしまいがち。

●惰性的な習慣

長年続けてきた食習慣（例えば、朝の恒例メニューや食後のデザートなど）が癖となり、何よりも優先されてしまっている状態。

●幼少時の体験

主に食べものに関連することで、子どもの頃に満たされなかった想いがあり、その食材や味覚に強いこだわりを持っている場合。

こうした要因から、からだの声が聞こえにくくなっていることがあります。

影響を受けない秘訣は「よく噛んで、よく味わう」こと。

食材そのものが持っている味をしっかり感じられるようになると、からだが喜んでいるかどうかがわかります。添加物の入った食材を美味しいと感じていた人も、よく噛んで味わうと、後味がまったく違うことに氣づくでしょう。

味は調理の方法や器具によっても変化します。

電子レンジやＩＨ調理器は、食材に含まれる水分子をマイクロ波によって激しく振動させたり、大量の電磁波を発生させたりする加熱方法です。これらは自然の摂理から遠く離れているためか、私は味や食感に違和感を覚えることがあります。

炭で焼いたり、土鍋や鉄鍋などの自然素材を使って加熱した食材が美味しいのは、自然の摂理に近い方が、からだにやさしいからでしょう。

何がどういった状態で必要なのか、からだはちゃんと知っているのです。


お釈迦様が、亡くなる直前に遺したといわれる言葉があります。

「自帰依自灯明、法帰依法灯明」

「自分を信じて、自分自身を灯りとしなさい。それは、真理（自然の摂理・宇宙の法則）を信じて、真理を灯りとすることと同じである」という意味として私は捉えています。

「美味しいと感じるものは、からだにいい」

自然の摂理に適った生活の中で、こころとからだの声にしっかりと耳を傾けたいものです。

千日回峰行の食事からわかること

ここで少し、私たちがふだん「食の常識」と思っていることから離れてみましょう。

比叡山に伝わる「千日回峰行」という荒行のお話です。

この行を達成した行者さんは、ここ約400年間でわずか50人足らずといいますから、いかに荒行であるかがわかりますね。

千日余におよぶ行の期間、食事はずっと同じメニューが1日2回。内容は「塩ゆでのジャガイモ2個、うどん半皿、豆腐半丁」。これ以外のものはいっさい口にしません。

行の期間中は、少なくとも1日30km、多い日は80kmという距離を歩いて、峰々を巡拝するといいますから、とても現代の栄養学では説明がつきません。

さらに、回峰行700日の達成後は9日間の「堂入り」という難行があります。

この間は、断水、断食、断眠が続きますから、堂入りの前には仮葬式を済ませておくのがしきたりです。


永平寺で修行者に出される食事の内容もまた質素なものです。

朝食は薄い麦粥1椀と沢庵が2切れ、ごま塩。おかわりはありません。

昼食は麦7に米3の麦飯、味噌汁、漬け物少々。

夕食は、朝食に同じ。

昔はこうした食事が1日に1回だったといいます。

それでも、人生50年といわれた時代にあって、栄西《えいさい》さん74歳、一休《いっきゅう》さん88歳、沢庵《たくあん》さん73歳、白隠《はくいん》さん84歳、良寛さん73歳と、禅僧には長寿を全うしている方が多いのです。

さらに、現代栄養学では説明がつかない事例をもう1つ。

1日に1杯の青汁だけで、17年以上元氣に暮らしている女性がいます。森鍼灸院の森美智代《もりみちよ》院長です。

21歳の時に難病にかかったことがきっかけで、食事療法の大家として知られる甲《こう》田光雄《だみつお》先生の門を叩き、玄米菜食、生菜食、断食、少食療法などを実践。最初は一進一退を繰り返していた病状も、徐々に回復していきました。

ところが、少食療法を続けていたある日、不思議な現象に氣づきます。体重がどんどん増えていくのです。そこで、さらにカロリーを減らしてみました。それでも、体重は増え続けます。いっぽう、体力は衰えるどころかますます絶好調。それで、またカロリーを減らす……。

そして、ついに1日に青汁1杯という生活になってしまったのだといいます。

研究者たちによる調査の結果、わかったのは「腸内が草食動物に近い細菌構成になっている」ということ。腸内の細菌が発酵などによってさまざまな栄養素を生み出している可能性が高いのだそうです。

現代栄養学では、成人女性の必要カロリーを約２０００キロカロリーとしていますが、青汁1杯は約50キロカロリー。

森さんは、必要量とされる40分の1のカロリーで、現在もとても元氣に活躍されています。

さて、いかがでしょう？

本書でも星澤先生が指摘されていた現代栄養学の問題点が、少し浮き彫りになってきた感じがしませんか。

人は、こころとからだ、そして魂から成る存在。神様の分け御霊《みたま》です。

そして、食べものはその尊い魂を宿す「からだ」という社《やしろ》への供えものです。

「食べることをたいせつにする」ということは、決して栄養学的な見地からのみ考えるのではなく、こころとからだが喜ぶ感覚を優先させることなのです。

人には、まだまだ計り知れない能力が潜んでいます。

食を尊ぶことが、その未開の扉を開く鍵となります。

食養生にも大局観を

前出の甲田光雄先生は「万物のいのちを大切にするのは少食がいちばんだ」という信念のもと、少食の効用を説き続けました。

たんに、「からだに良いから少食を」というだけでなく、「万物のいのち」という、より大きな観点から「食」のたいせつさを捉えていたのです。

こころはからだに大きな影響を与えます。

例えば、人は危機的な状況の中で数日間食べられない状態が続くと衰弱してしまいますが、健康のために自ら「断食」を行なった場合は、逆に元氣になります。

同じ「食べものがからだに入ってこない」という状況でも、こころの持ち方によって、からだへの現れ方に大きな差が出るのです。

本屋さんに行くと「〇〇はからだに良くないから食べてはいけません」といったタイトルの本をよく見かけます。

読んでみると、たしかに納得することばかりなのですが「これは、何冊か読んだら何も食べられなくなってしまうなぁ」とも思ってしまいます。

「○○はダメ」というよりも「△△の方がよい」の方がなんだかホッとするし、もっと言うと「○○は少し控えめにして、△△の方を優先した方が良い（と言う人もいるみたいですよ）」くらいの方が、「自らがよいと思って選択した」という自主性によって、こころの方向性をプラスに向けてくれるように思うのです（ちょっと、まわりくどいですけどね……）。

「より大きな観点で捉える」ことや、「考え方に幅を持たせる」ことは、ものごとを自主的に選択する余地を生み出してくれます。

本書で述べさせていただいた「食」に関するいくつかの提案も、恐れや不安を動機にするのではなく、より大きな観点から「楽しさ」や「ワクワク感」を持って実践してみていただけたらと思います。

対談

「食こそ元氣の玉手箱」

星澤幸子 × 鳴海周平

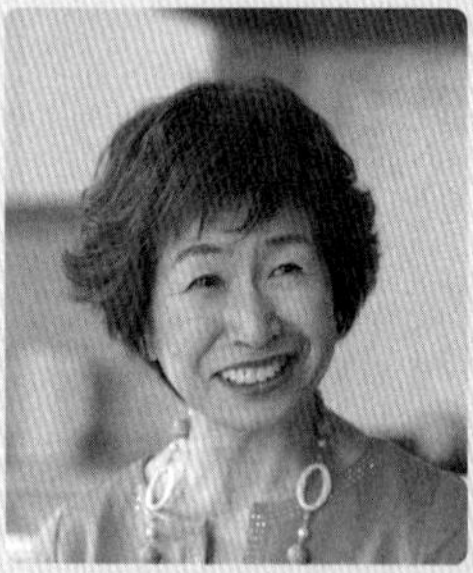

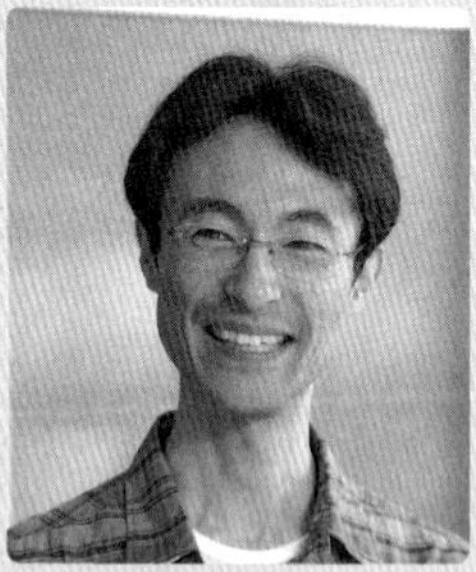

人は、食べたそのものである

星澤幸子（以下・**星澤**）食の世界に携わっていると、人って「食べたそのもの」だなぁ、としみじみ思うことがあります。何かを食べる、という行為は、からだの中に自分とは違うものを摂り込むこと。それが消化、吸収されて自分と同化してしまうということでしょう？　だから、体調がすぐれなければ、まずは食べものから見直す、というのが根本的な改善策ではないかと思うんです。

鳴海周平（以下・**鳴海**）私もまったく同感です。私たちは、半年から1年ほどですっかり別人になってしまうほど、毎日少しずつ代謝を繰り返しています。すると、現在の体調は過去の食べものや食べ方の積み重ねが現れている、ということになります。食の積み重ねがいかにたいせつなのかは、星澤先生がとても良いお手本ですよね。ご出演されているテレビ番組の料理コーナーが今年で23年目を迎え、現在もギネス記録を更新中というのは、何よりも説得力があります。

星澤　ありがとうございます。皆さんの支えがあったからこそ、ここまでやってこれたのだと思います。放送が始まった当時は、子どもたちもまだ小さくて何かと忙しかったのですが、北海道の食材にこだわって、おやつもすべて手作りしました。だって、自分も家族も元氣でなければ、外へ出て働けないですものね。周囲の方々のおかげで、子どもたちも元氣に育ちましたし、地場のものを旬の時期にいただく「身土不二」の素晴らしさを実感することもできました。同じような立場で頑張っていらっしゃるお母さんも多いと思いますが、子どもが小さい時にいちばんたいせつにしてほしいのは食の手作りなんです。ここが踏ん張りどころと思って、手を抜かずに食事を作ってほしいんですね。あとで振り返ってみた時に「ああ、あの時に頑張っておいて本当によかった！」と思える日が、必ず来ますから。

鳴海　子どもの頃の「食」の記憶は、大人になってからも大きく影響しますから、その子が家庭を持った時にそのまま引き継がれる可能性が高いと思います。現在の食卓が、孫子（まごこ）の代まで影響すると考えたら、責任重大ですよね。

星澤　私がこころがけてきたのは、日本の伝統的な食事です。ご飯と味噌汁、漬け物の他に何か一品。基本的にはこれで十分。米（ご飯）と豆を発酵させたもの（味噌）という組み合わせは、世界に誇るべき文化だと思います。「身体」の「礎」だから「身礎（味噌）」なんだ、という説もあるくらいですから。それと、せっかくの食事なのだから、楽しくいただくということ。昔は、おしゃべり厳禁という時代もあったみたいですけど、皆でワイワイと楽しくおしゃべりしながら食べた方が美味しく感じますよね。私は、毎朝体重計に乗るのですが、誰かとお話ししながら楽しく食事をした翌朝は、ほとんど増えていないんです。でも、独りで静か～に食べた日の翌朝は、確実にその分上乗せになってる（笑）。楽しく食べると、消化吸収や代謝も良くなるのでしょうね。

鳴海　こころがからだに及ぼす影響は、かなり大きいと思います。「何を食べるか」に加えて「誰と、どんな雰囲気で食べるか」ということにも氣を配りたいですね。

食べものと、こころとからだの関係

鳴海　食べものがこころに及ぼす影響についても、さまざまな研究データがあります。アメリカでは、高校生を対象にした研究結果で、週に5本以上炭酸飲料を飲む生徒はまったく飲まない生徒に比べて銃器類の所持率や暴力的である割合の多いことが判明していますし、イギリスの栄養学者の研究では、血糖値の問題を抱える人にうつや統合失調症が多いというデータもあります。血糖値の急激な変化が、こころを不安定にする要因であることがわかってきたんです。

星澤　食べものがこころに与える影響は計り知れませんね。日本に来た外国人が、味噌汁のおかげでホームシックにかからずにすんだ、という話もよく聞きます。味噌は外国人にも効果があるのね（笑）。

鳴海　料理研究家の辰巳芳子《たつみよしこ》先生が『食といのち』（文藝春秋刊）という著書の中で、もう何も食べられない患者さんが「鮒《ふな》寿司が食べたい」というので一切れ食べさせたら、毎日召し上がるようになって、とうとう元氣に退院してしまった、という実話を紹介しています。これは、鮒寿司の栄養価が良かった、というよりも、「美味しい！」という感動で命のエネルギーが高まったと考えた方が自然ですよね。また、オレンジジュースを飲むとじんましんが出る、という多重人格の人が、別の人格に入れ替わった時にじんましんが消えてしまう、ということがおこるそうです。これは、同じからだでも、こころ（人格）によって飲食したものの影響が変化するということ。「食べものとこころとからだは、決して一方通行の関係ではない」ということでしょう。

星澤　興味深いお話ですね。すべて密接に関係し合っていることがよくわかります。食べもので心身を調えることができるように、こころの持ち方によっても食べものの影響が調えられる。人間って、本当に素晴らしい可能性を持っていますね。お氣に入りのテーブルグッズを使ったり、きれいなお花を飾ったりすることでも、こころは調います。食卓にひと工夫加えることも、食事を楽しくする秘訣ですね。

先人たちの智恵に学ぶ

星澤　食事の前の「いただきます」にも、こころを調える効果があると思います。ふだん何氣なく使っているかもしれませんが、この言葉には、料理を作ってくれた

人、食材を生産してくれた人、自然の恵みに対する感謝の氣持ちが込められていま
す。言葉には力がありますから、私たちが「いただきます」と言うたびに、先人たちがこのひと言に込めた想いを実感することができるように思うんです。

鳴海　日本仏教では、食事の前に「五観の偈《げ》」という祈りの言葉を唱えるそうです。

・この食事ができあがるまでに関わった人たちと自然の恵みに感謝。
・自分はこの食事をいただく資格があるのか。それだけ人の役に立っているのか。
・食材を好き嫌いするような、愚かな思いを持ってはいないだろうか。
・この食事のおかげで、我が心身は健康を保つことができる。ありがたい。
・この食事をいただく目的は、自らの天命をまっとうするために他ならない。

という意味の、５つの言葉です（宗派によって解釈の異なる場合があります）。
「いただきます」というひと言には、こうした想いがすべて詰まっているのでしょうね。

星澤　たったの6文字にそれだけの意味が含まれている。とても奥の深い言葉ですね。先人たちの智恵は「身土不二」という言葉にも凝縮されています。からだと土

地は一体だから、その土地で採れた食べものがもっとも馴染むようにできている。その土地の伝統食こそが、健康・長寿の秘訣であることを訓《おし》えてくれています。地場の旬のものを口に入れた時に感じる、何ともいえない安心感は、こころとからだが喜んでいる証拠ですよね。

鳴海　先生も私も、北海道生まれの北海道育ちですから、だいたい好みのものが似ていますよね。食事をご一緒させていただいても、阿吽《あうん》の呼吸で通じちゃう（笑）。

星澤　この間の「山菜の煮浸し」も美味しかったですね。北海道米の日本酒も。……あら、なんだかお腹が空いてきちゃったわ（笑）。

鳴海　北海道の食べものは、世界的にも人氣が高いですよね。全国で行なわれる物産展は、どこに行ってもダントツナンバー1だそうです。

星澤　何といっても、自給率200％を誇る日本の食料基地ですからね。私も、道外へ出かけるたびに北海道の素晴らしさを実感しています。交通手段が発達して、他所《よそ》の食べものが簡単に入手できるようになりましたが、やはり望ましいのは自分が住んでいる土地で採れた旬の食べもの。他所の名物をいただくのは、物産展の頻度くらいがちょうどいいですね（笑）。

鳴海　イギリス発祥の「フードマイレージ」は、なるべく近くで採れたものを消費することが環境にもやさしい、という考え方です。日本でいう「地産地消」ですね。江戸時代は今のように流通が発達していませんでしたから、住んでいる周囲5〜10kmの範囲で採れるものばかりを食べていたと思います。それでも、栄養素が足りないことが原因で風土病が発生したという文献はほとんど見当たりません。これは、栄養的にもまったく問題がなかったということでしょう。むしろ、本来地場で消費するものを加工して流通にのせてしまう弊害の方が大きいのではないでしょうか。

星澤　おっしゃるとおりだと思います。せっかく先人たちが遺してくれた尊い訓《おし》えを活かさない手はありません。日本の自給率は現在40％をきっていますから、まずは自給率をアップさせる工夫を地域ごとに考える。国は、そうした体制をバックアップすることがたいせつだし、消費者も地産地消をこころがけることで、少しずつでも理想の食に近づけていく必要があると思います。

食は農に学べ、農は自然に学べ

星澤　食を突き詰めると「農」に行き着きます。ここをいかに立て直していくかということが、私たちの健康やこれからの地球にとって、とてもたいせつです。例えば、昭和30年代後半から増え出したという農薬や化学肥料の影響は、その頃に生まれた人たちからアトピーの発祥などが増えたことにも関係していると思われます。農と健康、環境はすべてつながっているということでしょう。

鳴海　公立菊池養生園の竹熊宜孝名誉園長は「医は食に、食は農に、農は自然に学べ」とおっしゃっています。健康とは「食」であり、その食べものを採取すること、そしてその大本である自然に学び、感謝することがたいせつなんだ、ということですね。

「奇跡のリンゴ」で知られる自然農法家の木村秋則《きむらあきのり》さんは、大地（土）の力をとてもたいせつにしていますし、同じく自然農法家の赤峰勝人《あかみねかつと》さんも「草に大地を耕してもらう」という言い方をしています。細菌も虫も草も、作物の生育を妨げるものではない。すべて自然の恵みだから「神菌・神虫・神草」と呼んでいるそうです。人は大地にある108の元素のうち、92個をいただいて生まれてきているそうですから、自然そのままの大地に育まれた作物をいただくことで、こころとからだが健康に保たれるのは、本来、当たりまえのことなんですよね。

星澤　無農薬・無化学肥料で育った野菜の切り口をあてると、アトピーの痒みが治まってしまうという話を聞いたことがあります。自然の恵みを存分にいただいた作物には、そうした力があるのでしょう。農薬や化学肥料を使用していた土地であっても、土は自浄作用によって5年で元に戻るといいます。自然の恵みそのままの作物が、どんどん増えてくれることを願います。

鳴海　京都府綾部市で自給自足の生活をしている食養研究家の若杉友子さんは、旬の野草をいつも食べているせいか、野草が目覚める日の出前に目が覚め、日が暮れて野草が休息する時間になると眠くなるそうです。自然の恵みをつねにからだに摂り込んでいると、自然界のリズムと同調できるのでしょうね。現在76歳ですが、白髪もなく老眼にもなっていないといいますから、自然の摂理に適った生活がいかにたいせつなのかがわかります。

星澤　自ら体現していらっしゃるのが素晴らしいですね。

食養生とは自然に還ること

星澤　現在、Ｆ１種という１代限りの野菜が流通していますが、自然の摂理からするとあまり望ましいことではありません。種をつなぐことができない、というのはどう考えても不自然ですものね。

鳴海　自然の摂理に反していることは、さまざまな形で還《かえ》ってきます。特に「食」は、いのちと直接つながっていますから、細心の注意を払う必要があるでしょう。加工食品の割合が50％を超えると、免疫系が何らかの反応（アレルギーなど）を示すことからも、自然と離れることが、心身にとっていかに大きなストレスになるのかがわかります。養老孟司《ようろうたけし》さんが「いじめられた人の日記には、花鳥風月がひとつも出てこない」というようなことをおっしゃっていました。花鳥風月、つまり自然と共にある生活が、こころとからだを癒し、生きる活力を与えてくれるのだと思います。

星澤　自然の分身と書いて「自分」ですものね。私も「仕事と家庭を両立しなければ！」と力んでいた頃は、かなりのストレスを溜め込んでいました。そんな時、山の中へ車でひとっ走りして、窓を全開にし、深呼吸をするんです。そのまましばらくたたずんでいると、氣持ちがスーッと楽になっていくんですね。そのたびに「自然って本当に素晴らしいな」と感じたものです。自然界では、陰と陽が出合うと渦（エネルギー）が生まれるそうです。私たちのからだにある頭頂のつむじや指先の指紋が渦状なのも、自然の一部である現れなのかもしれませんね。

鳴海　そう考えると、つねに自然の中で暮らしている野生動物は健康生活のお手本ですね。太陽や月のリズムに合わせて生活し、お腹が空いたら食べる、眠い時に寝る。あぁ、いいですね（笑）。

星澤　体調がすぐれない時は、野生動物のように「食べない、動かない、じっと寝ている」といいのでしょう。あたふたして、薬を飲んだり、病院に行ったりしない

（笑）。

鳴海　自然のリズムを感じながら生活をするために、日常的に「農」に関わってみることもいいでしょうね。前出の若杉友子さんと同じ京都府綾部市にお住まいの塩見直紀《しおみなおき》さんは「半農半X」というライフスタイルを提唱しています。持続可能な「小さな農」をしながら、その人に授かった「天与の才（X）」を活かす、という生き方です。「農」に関わることで「食」のたいせつさ、命の尊さを実感しながら、自分の才能が活かせる道を歩む。それは、社会的な問題解決にもつながる新しい文化の創造ではないでしょうか。

星澤　本当に素晴らしい考え方ですね。一人ひとりが何らかの形で「農＝食」に関わり、土と触れ合うことで自然の一部であることを実感する。これからの時代に主流となるライフスタイルかもしれません。「美味しい」という漢字を分解すると、「口から美しい未来がある」と読めます。人に良いと書く「食」が、口から生まれる未来を美しいものにしていくんですね。

おわりに

この本が生まれたきっかけは、昨年末に行なわれた星澤幸子先生とのトークショーでした。その時に来場されていた出版社の方から「おふたりの『食と健康』のお話はとても面白いですね。よろしければ、そのまま本にしませんか？」とお声をかけていただいたのです。

たいへんありがたいお話だと思いましたが、星澤幸子先生とは長いおつき合いとはいえ、北海道で知らない人がいないほどの超有名人。おそるおそる、共著での出版依頼があることを伝えました。

「あら、楽しそう！　ぜひ、やりましょうよ」。ご一緒させていただくたびに共通した健康談義を交わしていたこともあってか、星澤先生からは二つ返事のご快諾。こうして、本書『あなたに贈る食の玉手箱』の制作がスタートしたのでした。

人気テレビ番組の名物コーナー「奥様ここでもう一品」に22年間出演し続け、5500品以上のレシピを世に送り出しているギネス記録保持者。そんな超人的な星澤先生の胸を借りるような氣持ちでご一緒させていただいた本書が、食を通じて健康を見直していただくきっかけとなりましたらこれほど嬉しいことはありません。

本書の作成にあたりましては、前著『健康の基本』同様に丁寧な編集をしてくださった原田英子様、ワニ・プラス社長・佐藤俊彦様、ご関係者の皆様に多大なるご協力をいただきました。ここにあらためて感謝申し上げます。そして、いつも支えてくれる家族とスタッフの皆さんに、この場を借りて感謝の氣持ちを。いつも本当に、どうもありがとう。

最後になりましたが、共著というたいへん光栄な機会をご快諾くださった星澤幸子先生に、こころから感謝申し上げます。

２０１３年秋の日に

鳴海周平

『神社のおかげさま』（和田裕美著・亜紀書房刊）
『ストレスすっきり！！脳活習慣』（有田秀穂著・徳間書店刊）
『成功する人は缶コーヒーを飲まない』（姫野友美著・講談社刊）
『粗食生活のすすめ』（幕内秀夫著・小学館刊）
『食べてはいけない添加物　食べてもいい添加物』（渡辺雄二著・大和書房刊）
『食べること、やめました』（森美智代著・マキノ出版刊）
『「食べる力」を鍛えてピンピン元気』（斎藤一郎著・東洋経済新報社刊）
『超一流の人の「健康」の極意』（小林弘幸著・ポプラ社刊）
『動物としてのヒトを見つめる』（島田彰夫著・農山漁村文化協会刊）
『毒を出す食　ためる食』（蓮村誠著・PHP 研究所刊）
『長生きしたけりゃ肉は食べるな』（若杉友子著・幻冬舎刊）
『「長生き」したければ、食べてはいけない!?』（舟瀬俊介・徳間書店刊）
『なぜ、「食べる順番」が人をここまで健康にするのか』（梶山静夫・今井佐恵子著・三笠書房刊）
『なぜ「粗食」が体にいいのか』（帯津良一・幕内秀夫著・三笠書房刊）
『なるだけ医者に頼らず生きるために私が実践している 100 の習慣』（五木寛之著・中経出版刊）
『ニンジンの奇跡』（赤峰勝人著・講談社刊）
『脳とカラダがよろこぶ　調和力ごはん』（木津龍馬著・ワニ・プラス刊）
『「糖化」を防げば、あなたは一生老化しない』（久保明著・永岡書店刊）
『動的平衡』（福岡伸一著・木楽舎刊）
『白米中毒』（白澤卓二著・アスペクト刊）
『半農半 X という生き方』（塩見直紀著・ソニー・マガジンズ刊）
『人の運は「少食」にあり』（町田宗鳳著・講談社刊）
『100 歳、元気の秘密 』(三浦敬三著・祥伝社刊）
『100 歳まで健康でいたければこれを食べるのをやめなさい』（幕内秀夫・白澤卓二著・青志社刊）
『病気にならない 15 の食習慣』（日野原重明・天野暁著・青春出版社刊）
『病気にならない夜 9 時からの粗食ごはん』（幕内秀夫著・青春出版社刊）
『星澤幸子のげんき元気』（星澤幸子著・北海道新聞社刊）
『三浦家の DNA』(三浦雄一郎・三浦敬三・三浦豪太著・実業之日本社刊）
『三浦家のいきいき長生き健康法』(三浦敬三・三浦豪太・三浦雄一郎著・廣済堂出版刊）
『野菜がクスリになる 44 の食べ方 』（池田弘志著・小学館刊）
『リンゴが教えてくれたこと』（木村秋則著・日本経済新聞出版社刊）
『若杉友子の「一汁一菜」医者いらずの食養生活』（若杉友子著・主婦と生活社刊）

【参考文献】

『あたらしい　食の ABC』（服部みれい著・WAVE 出版刊）
『あなたの健康法はカラダに悪い』（和田秀樹著・マガジンハウス刊）
『甘い物は脳に悪い』（笠井奈津子著・幻冬舎刊）
『１カ月で血液をキレイにする健康法』（山本敏幸著・アチーブメント出版刊）
『偉人・天才たちの食卓』（佐伯マオ著・徳間書店刊）
『医者に殺されない 47 の心得』（近藤誠著・アスコム刊）
『胃腸は語る 食卓篇レシピ集』（新谷弘実・新谷尚子著・弘文堂刊）
『遺伝子が喜ぶ長生きごはん』（家森幸男著・朝日新聞出版）
『体を壊す 10 大食品添加物』（渡辺雄二著・幻冬舎刊）
『がまんしなくていい』（鎌田實著・集英社刊）
『カラダの声をきく健康学』（北村昌陽著・岩波書店刊）
『漢字幸せ読本』（ひすいこたろう＋はるねむ著・KK ベストセラーズ刊）
『漢字セラピー』（ひすいこたろう＋はるねむ著・KK ベストセラーズ刊）
『究極の食』（南 清貴著・講談社刊）
『ぎん言』（ぎんさんの娘４姉妹著・小学館刊）
『健康男』（A.J. ジェイコブズ著・日経 BP 社刊）
『「健康食」のウソ』（幕内秀夫著・PHP 新書刊）
『健康の基本』（鳴海周平著・ワニ・プラス刊）
『「原始人食」が病気を治す』（崎谷博征著・マキノ出版刊）
『幸福の暗号』（村上和雄著・徳間書店刊）
『心と体にいい話 108 選』（山本敏幸著・中西出版刊）
『これを食べれば医者はいらない』（若杉友子著・祥伝社刊）
『これをやめれば病気はなくなる』（白澤卓二著・東京書店刊）
『50 歳からは炭水化物をやめなさい』（藤田紘一郎著・大和書房刊）
『50 歳を過ぎたら「粗食」はやめなさい！』（新開省二著・草思社刊）
『五〇歳から貝原益軒になる』（山崎光夫著・講談社刊）
『最新 ミネラルの秘密』（エルマー・G・ヘインリック著・コスモトゥーワン刊）
『細胞の話し』（竹生友二著・東京図書出版会刊）
『幸せな子育てを見つける本』（はせくらみゆき著・ほんの木刊）
『「自然療法」シンプル生活』（東城百合子著・三笠書房刊）
『食は運命を左右する』（水野南北著・たまいらぼ出版刊）
『食品の裏側』（安部司著・東洋経済新報社刊）
『白川静さんに学ぶ　漢字は楽しい』（小山鉄郎著・新潮社刊）
『「食」の新常識』（帯津良一著・大和書房刊）
『食の理想と現実』（福島徹著・幻冬舎メディアコンサルティング刊）
『上手に生きる養生訓』（平野繁生著・日本実業出版社刊）

星澤幸子（ほしざわ さちこ）
料理研究家。北海道南富良野町生まれ。札幌テレビ「どさんこワイド」の「奥様ここでもう一品」に22年間毎日出演し、北海道の素材にこだわった簡単な料理を紹介。その数は 5500品を超える。料理コーナーへの出演回数は現在もギネス記録を更新中。2009年「東久邇宮文化褒章」受賞。著書多数。
星澤クッキングスタジオ公式サイト：http://www.hoshizawa-s.com

鳴海周平（なるみ しゅうへい）
1971年、北海道生まれ。札幌光星高校卒。現在（株）エヌ・ピュアの代表として、こころとからだを癒す本物商品の開発・普及にあたる傍ら、心身の健康に関する情報を各種情報誌への連載やラジオ番組、Webなどを通して発信中。著書に『健康の基本 心と体を健康にするカンタン習慣 63』（ワニ・プラス）がある。鳴海周平オフィシャルサイト：http://narumi-shuhei.com/

[編集スタッフ]
●デザイン・DTP　梶原浩介（ノアズブックス）　●撮影　阿部雅人
●本文イラストレーション　星澤幸子　●編集協力　原田英子

あなたに贈る食の玉手箱
こころとからだに効くやさしいレシピ付き

2013年10月10日　初版発行

著者　星澤幸子
　　　鳴海周平

発行者　佐藤 俊彦

発行所　株式会社ワニ・プラス
〒150-8482　東京都渋谷区恵比寿 4-4-9　えびす大黒ビル7F
電話　03-5449-2171（編集）

発売元　株式会社ワニブックス
〒150-8482　東京都渋谷区恵比寿 4-4-9　えびす大黒ビル
電話　03-5449-2711（代表）

印刷所　大日本印刷株式会社

こころとからだに
効くレシピ

食べることはいのちをつなぐこと。
こころとからだが喜ぶ「食」で、
いのちのエネルギーを高めましょう

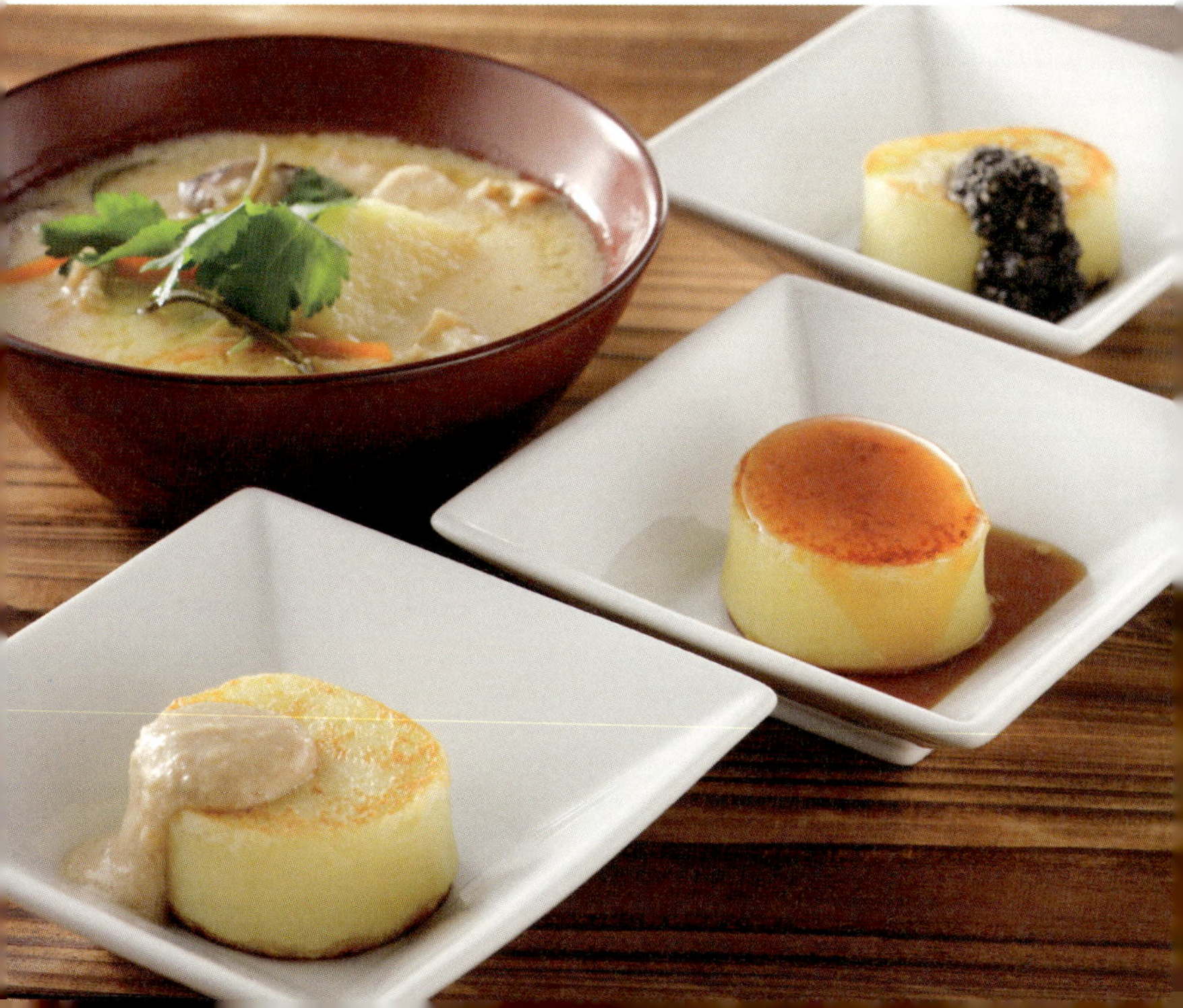

いもがモチになる面白さ。
祖母から教わった懐かしの味

いももち

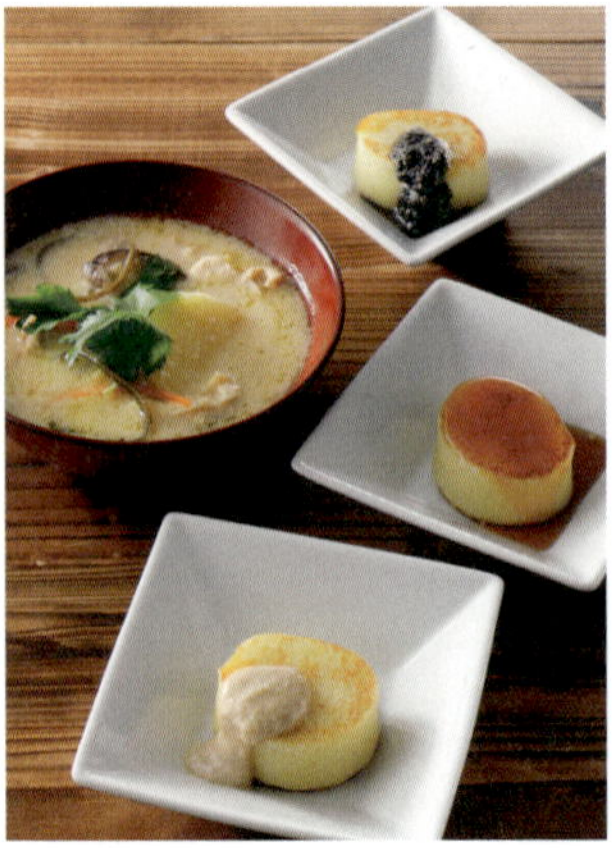

材料（直径3cm×20cm 1本分）

じゃがいも（正味）	400g
塩	少々
片栗粉	大さじ4杯
小麦粉	大さじ2杯

作り方

1 じゃがいもは皮をむいてから1cmほどの厚さに切り、ひたひたの水に塩を少々入れて煮ます。
2 竹串がすっと通るようになったら、鍋の煮汁をとばし、さらにじゃがいもの表面が白く粉がふくまで、鍋をゆすりながら弱火にかけます。
3 じゃがいもが熱いうちに手早くつぶし、片栗粉を混ぜ、よくついて粘りを出し、少し冷めてから小麦粉を加えて、なめらかになるまでよく練ります。
4 直径3cmの棒状にのばして冷やし固めた後で、好みの厚さに切ります。

いももちのかす汁

材料（4人分）

いももち	1単位	油	大さじ1杯
鶏もも肉	1/2枚	水	カップ4杯
ごぼう	小1本	酒かす	100g
にんじん	50g	味噌、しょうゆ	各大さじ2杯
干ししいたけ	2枚	みりん	大さじ1杯
小揚げ	2枚	塩	小さじ1/2杯

作り方

1　鶏もも肉は薄切り、ごぼうはささがきにして水にさらし、アクを抜きます。にんじん、戻した干ししいたけを薄切りにします。

2　鍋に油を熱し、鶏肉、ごぼう、にんじん、干ししいたけを炒めて水を加え、小揚げを入れてやわらかくなるまで煮ます。

3　酒かすを汁で溶いてから加え、調味料も入れて味を調えます。2cmほどの厚さに切ったいももちを加え、火が通って浮いてくるまで弱火で煮ます。

いももちのごまダレ・くるみダレ・しょうゆダレ

材料（4人分）

いももち	1単位	てんさい糖	大さじ1杯
バター	大さじ1杯	しょうゆ	少々
ごまダレ		塩	少々
黒ごま	大さじ3杯	水	大さじ1杯
てんさい糖	大さじ1杯	**しょうゆダレ**	
しょうゆ	小さじ1杯	しょうゆ	大さじ2杯
水	大さじ1杯	てんさい糖	大さじ2杯
くるみダレ		水	大さじ3杯
くるみ	30g	水溶き片栗粉	少々

作り方

1　いももちは2cmほどの厚さに切って、フライパンにバターを溶かし、両面をゆっくり焼きます。

2　ごまダレは、黒ごまを油の出るくらいまですり鉢ですり、調味料と水を加えて混ぜます。

3　くるみダレは、くるみをフライパンかオーブントースターでカリッとなるまでゆっくり弱火で焼きます。油が出るくらいまですり鉢ですり、調味料と水を加えて混ぜます。

4　しょうゆダレは、分量の水と調味料を小鍋に入れて火にかけ、沸騰したら水溶き片栗粉を少々加えてとろみをつけます。

5　それぞれをいももちにかけていただきます。

合理的で美味しい海苔巻き。
シンプルな素材の見事な融合

さんまのまんま

材料（2本分）

ご飯	2膳分
さんま	2尾
塩	少々
青しそ	6枚
海苔	2枚
大根おろし	適量
しょうゆ	少々

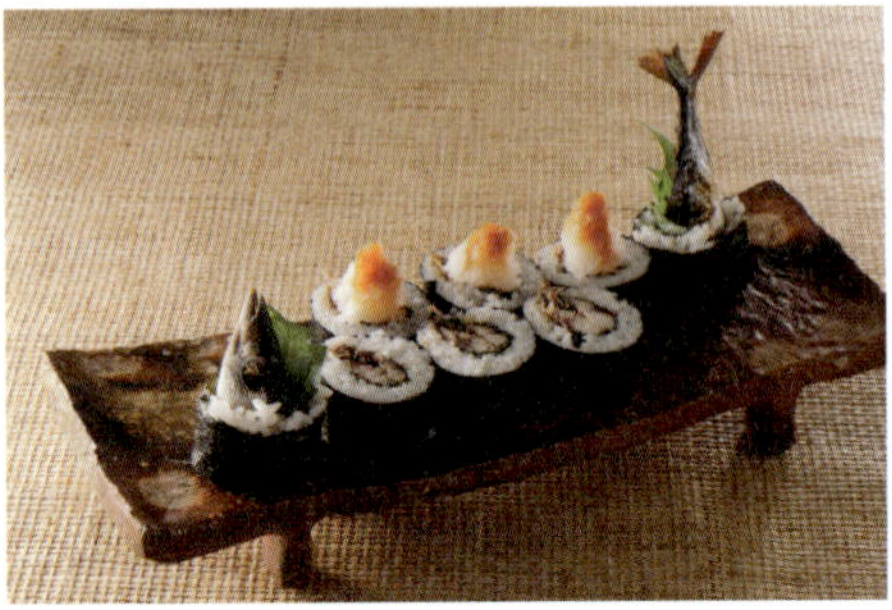

作り方

1　さんまは頭、内臓をつけたまま、塩をふってこんがりと焼きます。

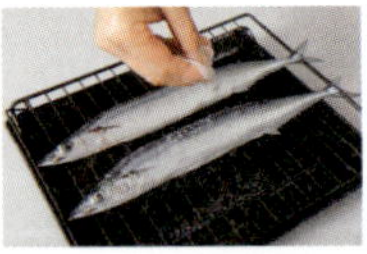

2　焼けたら背の方を開けて、中骨と内臓をはずします。

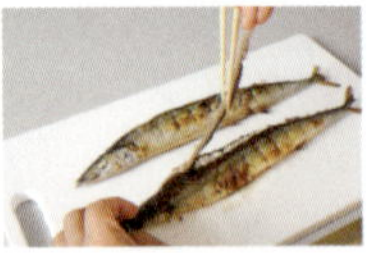

3　海苔の向こう側を2cmあけてご飯を広げ、青しそを敷いてさんまをおき、海苔巻きの要領で巻きます。8等分に切り、切り口を上にして盛ります。

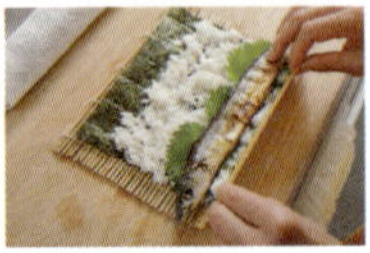

4　しょうゆをたらした大根おろしを添えて、一緒にいただきます。

にんじんのきんぴら

材料（4人分）

にんじん	1本
細切り昆布	ひとつまみ
枝豆	大さじ3杯
油、酒	大さじ1杯
しょうゆ	大さじ1杯
てんさい糖	大さじ1杯

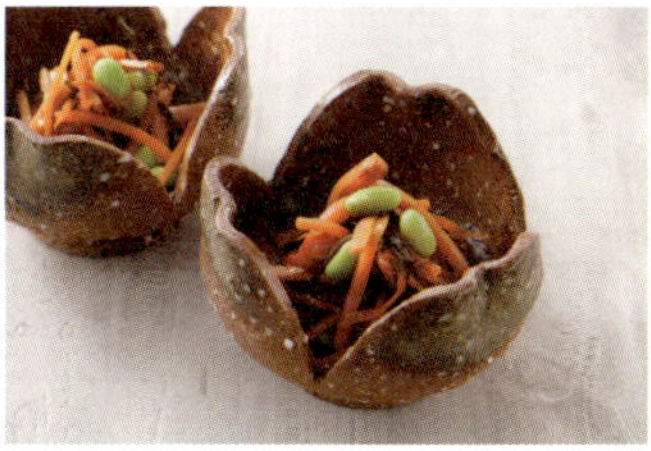

作り方

1　にんじんは4～5cmの長さに千切りします。
2　鍋に油を熱して、細切り昆布とにんじんを炒めます。油となじんだら酒を加え、蓋をして弱火で蒸し煮します。
3　にんじんに火が通ったら、調味料を加えて煮絡めます。火を止めて枝豆を混ぜます。

かぼちゃのおふくろ煮

材料（4人分）

かぼちゃ（正味）	400g
小豆甘納豆	80g
昆布	5cm
水	カップ1・1/2杯
しょうゆ	大さじ1杯
酒	大さじ1杯
バター	大さじ1杯

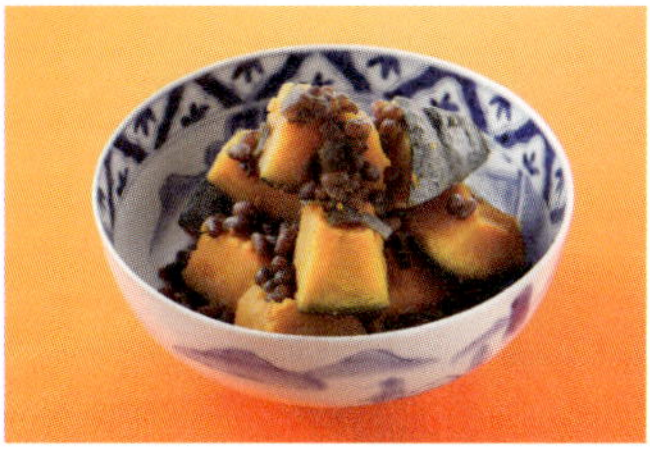

作り方

1　かぼちゃは大きめに切り、昆布は火で温めてからハサミで1cm角に切ります。
2　鍋に分量の水と調味料を入れ、かぼちゃ、甘納豆、昆布を入れて、かぼちゃに竹串がスッと刺さるようになるまで煮ます。

玄米を発酵させて、
いっそうからだにやさしく

玄米お膳：発酵玄米

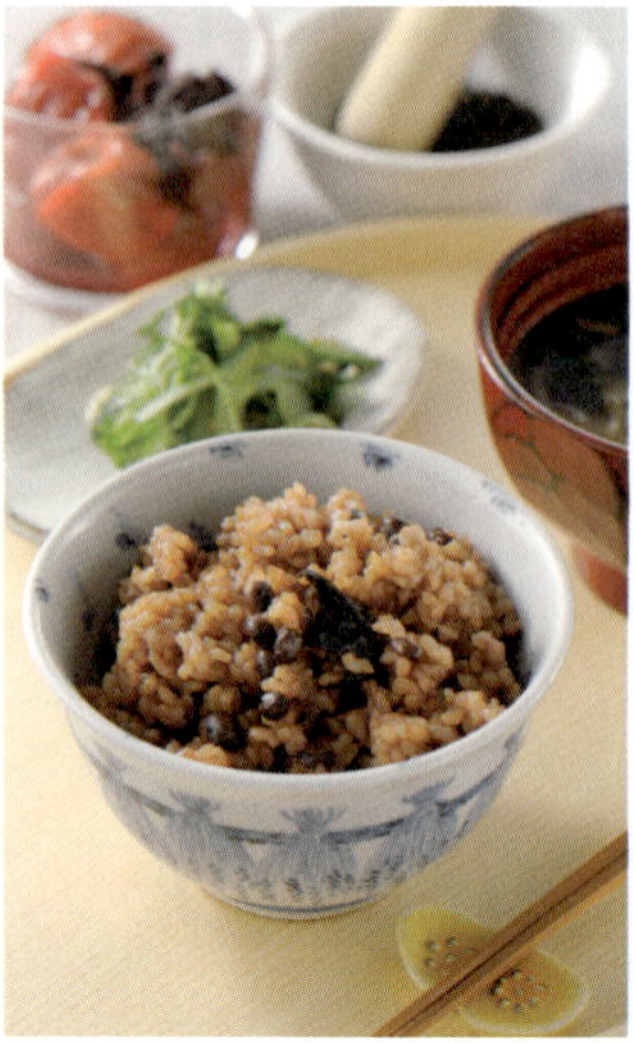

材料

玄米	3合
黒千石大豆	1/4合
昆布	10cm
塩	小さじ1杯

●炊飯器での炊き方

1　玄米と黒千石大豆をといで、昆布、塩を入れ、4合の水に6時間以上浸します。
2　ふつうに炊いて、炊き上がったらすぐにへら返しします。
3　保温状態のままで3日間おき、4日目から食べはじめます。

●圧力鍋での炊き方

1　玄米と黒千石大豆をといで、昆布、塩を入れ、4合の水に20分間浸します。
2　火にかけ、圧力がかかったら弱火にし、20分後に火を止めて自然放置します。圧力が下がったら、ジャーに移し保温にします。
3　保温状態のままで3日間おき、4日目から食べはじめます。

★圧力鍋の方が時間が短く、粘りのある炊き上がりになります。
★きちんと保温しておくと、発酵玄米ご飯は傷みません。3日間おくことで酵素が増え、まろやかになり、栄養の吸収もよくなります。

発酵玄米がカンタン・手軽にできるセット

発酵玄米セット

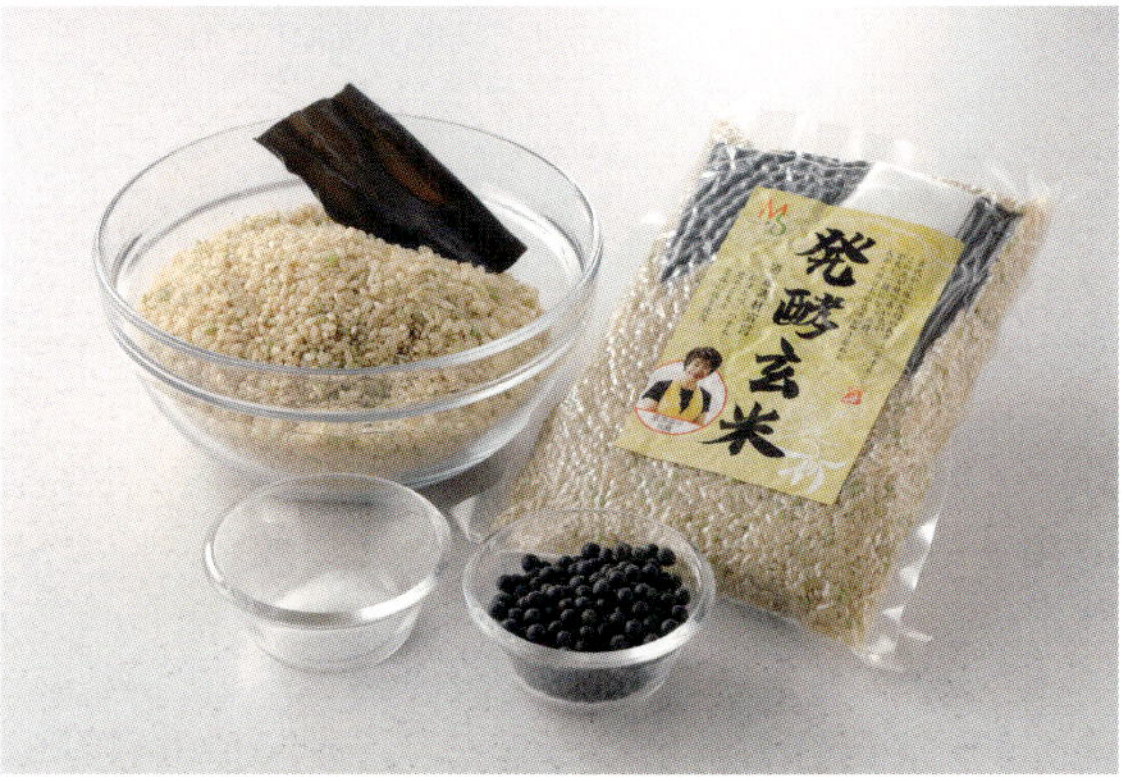

そのまますべて入れて炊くだけで、美味しい発酵玄米ご飯ができるセットです。
いつでも手軽に発酵玄米をお楽しみいただけます。

〈セット内容〉●すべて北海道産です。
減農薬玄米・黒千石大豆・日高昆布・宗谷の塩
3合分：価格600円（税別）

★3日間保温状態のままおき、4日目からお召し上がりください。
★時間の経過で、色が少し濃くなっても味に変化はありません。
少なくなったら端に寄せて、新たに炊いた玄米ご飯を足してください。
★ビタミン、ミネラルが豊富で、デトックス効果も抜群です。

あっという間に美味しい味噌汁

即席味噌汁

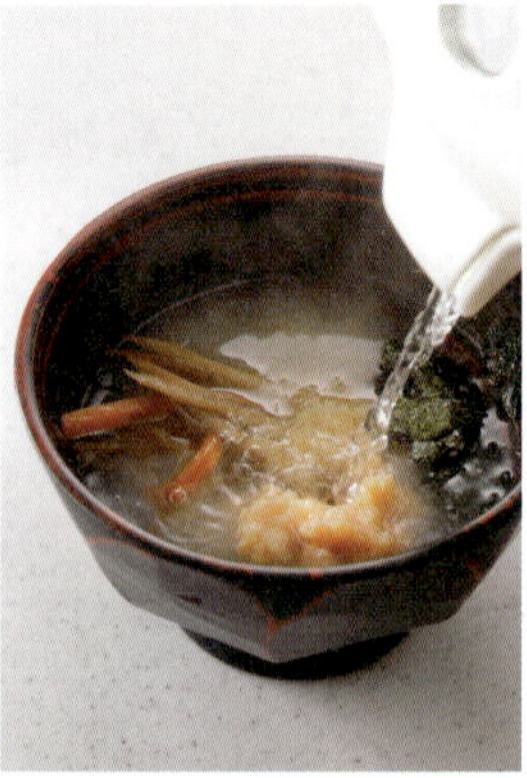

味噌は「身礎」ともいわれるほどたいせつなもの。
毎日しっかりといただきたいですね。
忙しいときでもカンタンにできる味噌汁です。

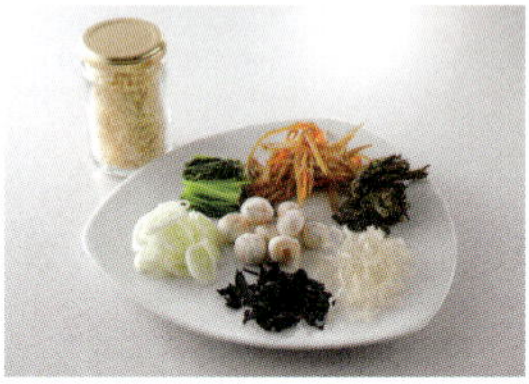

作り方（1人分）

1　お椀に味噌を約大さじ1杯入れます。
2　鮭節か、かつお節を細かくもんで入れます。
3　好みの具材を入れ、箸でよく混ぜていただきます。

五目豆

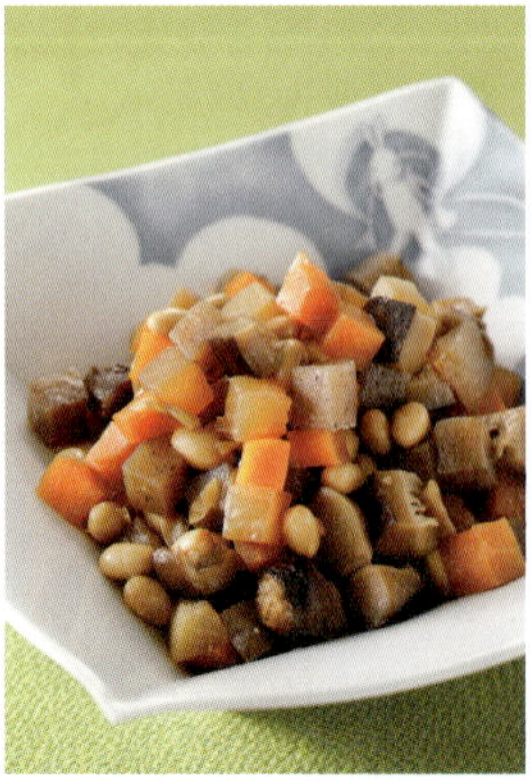

材料（4人分）

茹で大豆	カップ1杯
こんにゃく	1/2丁
大根	100g
にんじん	50g
干ししいたけ	2本
昆布	10cm
油	大さじ1杯
しょうゆ	大さじ2杯強
てんさい糖、酒	各大さじ1杯
水	カップ1/2杯

作り方

1　こんにゃくは塩もみしてから洗い、干ししいたけはぬるま湯で戻します。材料はすべて1cm角に切ります。

2　鍋に油を熱して、昆布以外の材料をよく炒め、調味料、水、昆布を加えて中火で20分ほど煮ます。

3　材料がやわらかくなったら、そのまま冷まして味をなじませます。

ぱりぱり昆布の豆腐ディップ

材料（4人分）

昆布	30cm×2枚（約20g）
揚げ油	適量
木綿豆腐	1丁
粒マスタード	大さじ2杯
味噌	大さじ1杯
みじん切り黄ピーマン	少々
粗みじん切り唐辛子	少々
パセリのみじん切り	少々

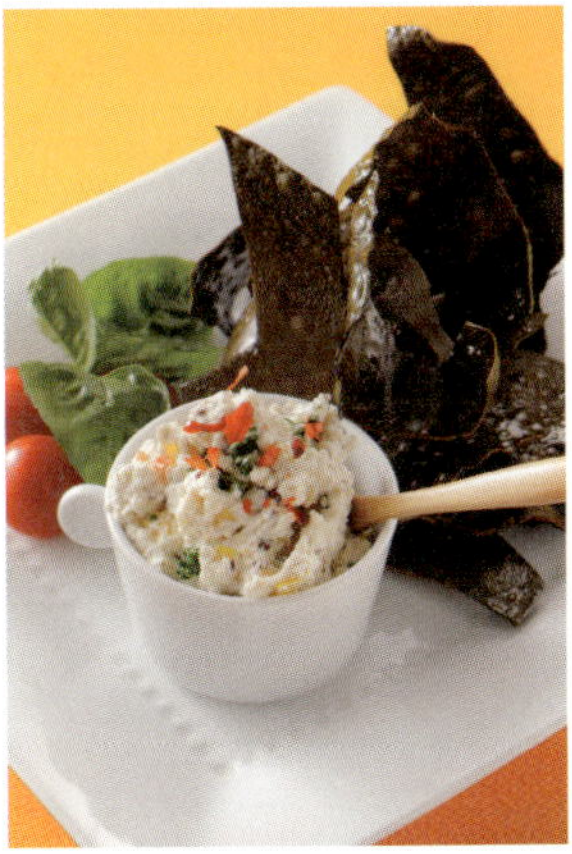

作り方

1　昆布は直火か湯気で温めて、やわらかくしてからハサミでひと口大に切ります。

2　高温の油で膨らむまで揚げ、キッチンペーパーに取り、油切りします。

3　木綿豆腐は布巾に包んで重石をして、しっかりと水切りします。ボウルに入れて泡だて器で滑らかにし、粒マスタード、味噌を加えて混ぜ、みじん切りにした黄ピーマン、粗みじん切り唐辛子、パセリのみじん切りを加えて混ぜます。

4　揚げた昆布に、豆腐ディップをつけながらいただきます。

とろろ昆布をプラスすることで、
ミネラルも補充できる嬉しい献立

ほたてのとろろ昆布じめ

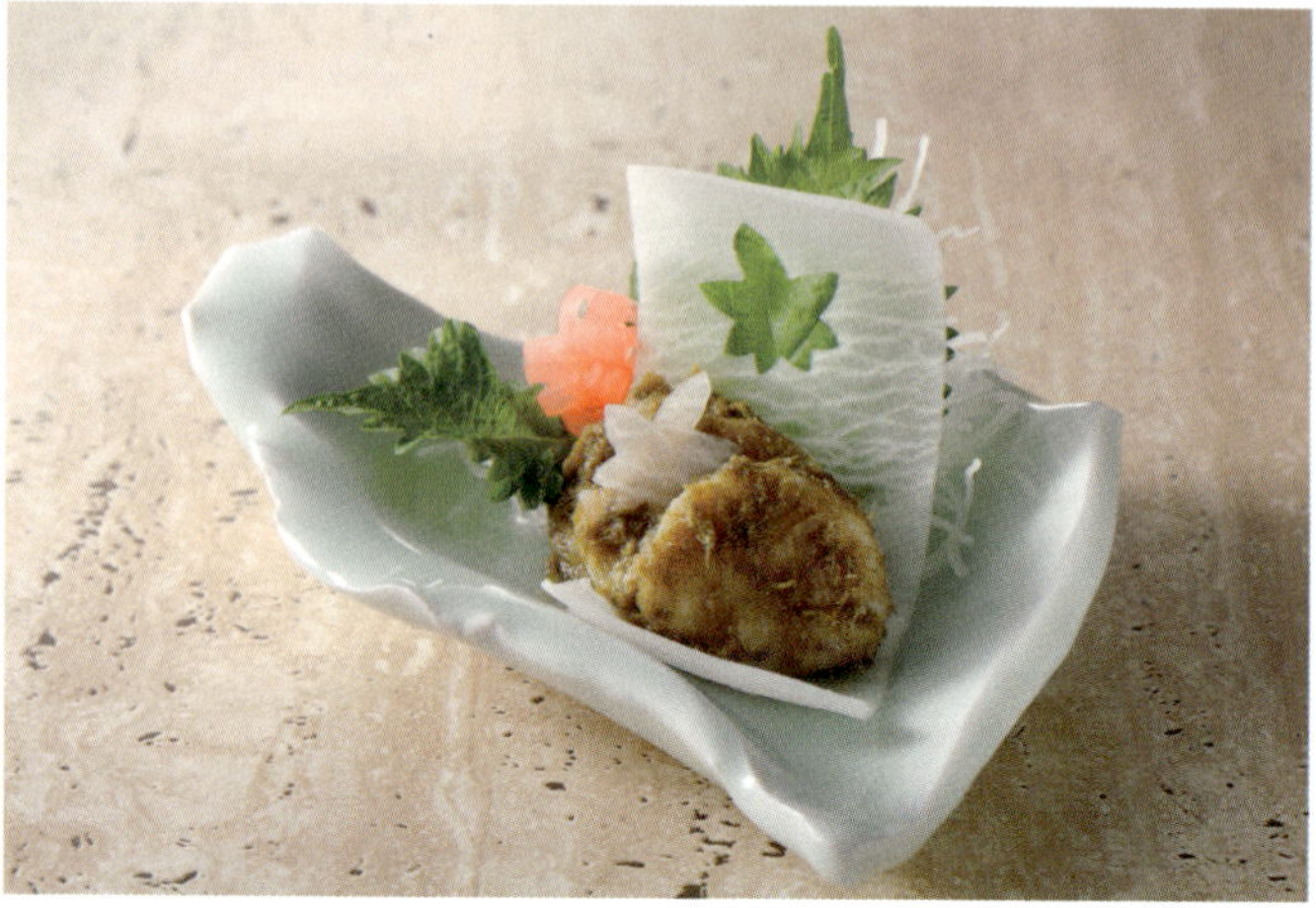

材料（2人分）

ほたて貝柱	2個	付け合わせ	
とろろ昆布	ひとつまみ	大根、青じそ	各適量
合わせ酢			
酢、酒	各大さじ1/2杯		
しょうゆ	小さじ1/2杯		

作り方

1　ほたては半分にそぎ切りにし、とろろ昆布を薄くまぶします。
2　調味料を合わせ、合わせ酢を作ります。
3　ほたてに合わせ酢を回しかけ、30分ほどおいて味をなじませます。
★大根をかつらむきにし、冷水に浸し、ぱりっとさせてから添えていただくと、食べやすく盛り付けも美しくなります。

アスパラのスタミナソース

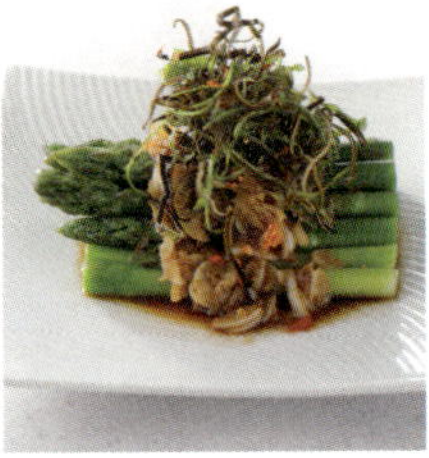

材料（2人分）

アスパラ	1束
塩、油	各少々
にんにく	2片
細切り昆布	ひとつまみ
ごま油	大さじ1杯
しょうゆ、酒、みりん	各大さじ2杯

作り方

1 アスパラは根元のかたい皮を皮むき器でむいて、半分の長さに切ります。

2 鍋に少々の湯を沸かして、塩と油を加え、アスパラを色よく茹でて皿に盛ります。

3 鍋にごま油を熱してアスパラの皮を入れ、ゆっくり焼いて取り出します。強火にして昆布を入れ、焼いて膨らんだら取り出します。残りの油に、にんにくのみじん切りを加え、香りが出るまで炒めます。

4 調味料を加えて、ひと煮立ちしたらアスパラにかけ、昆布とアスパラの皮をあしらいます。

トマトのはちみつソース

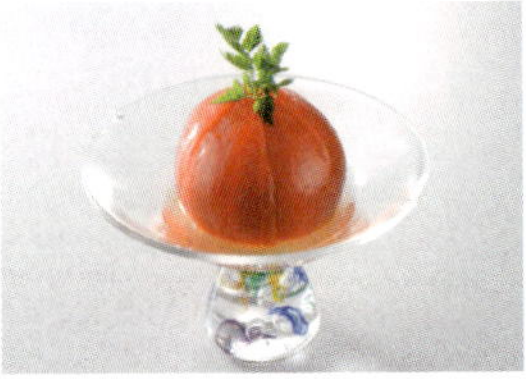

材料（4人分）

トマト	中2個
はちみつ	大さじ1杯
酢	大さじ2杯
香草	少々

作り方

1 トマトは皮目に薄く十字の切れ目を入れて熱湯に入れ、皮がめくれたらすぐに冷水に移して皮をむきます。

2 ヘタを取って底は残したまま、6つ割りに包丁を入れます。

3 深めの器に盛り、はちみつと酢を混ぜたソースを何度もかけて、冷蔵庫で冷やしてから、香草をあしらっていただきます。

季節の材料で楽しめます。作りおきもOK。
パーティーにも大活躍

鮭と野菜の揚げびたし

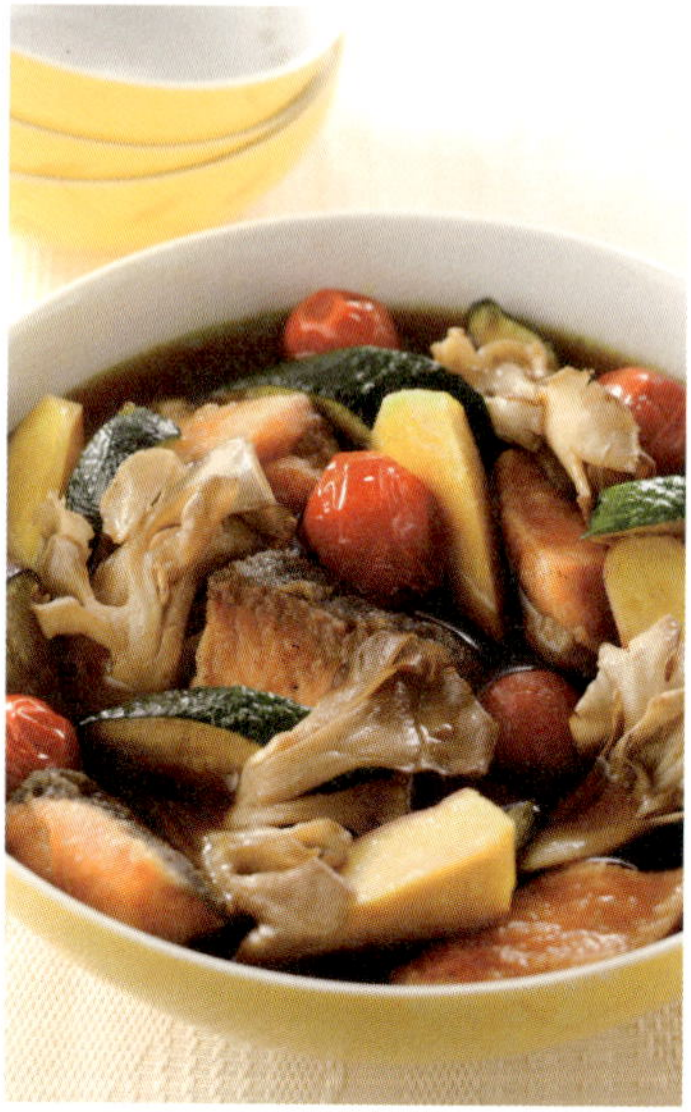

材料（4人分）

鮭	200g
塩	少々
こしょう	少々
小麦粉	少々
黄ピーマン	1/3個
ささげ	3本
なす	2本
ミニトマト	8個
ズッキーニ	小1本
揚げ油	適量
漬け汁	
水	カップ2杯
しょうゆ	カップ1/4杯
みりん	カップ1/4杯
かつお節	ひとつかみ
粗みじん切り唐辛子	少々

作り方

1 鍋に水と調味料、かつお節を入れて火にかけ、1〜2分沸騰させてから目の細かい網でこし、粗みじん切り唐辛子を加えます。

2 鮭はひと口大に切って、塩、こしょうをします。

3 黄ピーマン、ささげはひと口大に切り、なすは縦半分に切って、斜めに4等分して水に放し、何度か水を替えてアク抜きします。

4 ミニトマトはヘタを取ります。ズッキーニは縦半分に切って、斜め厚切りにします。

5 鮭に小麦粉をまぶして、中温の油でカリッと揚げ、野菜は一種ずつ色よく素揚げにします。すぐに漬け汁に浸して30分ほどおき、味をなじませてからいただきます。

ポリ袋で小麦粉を練って絞り出す……。
手軽に作って懐かしの味を堪能！

すいとん鍋

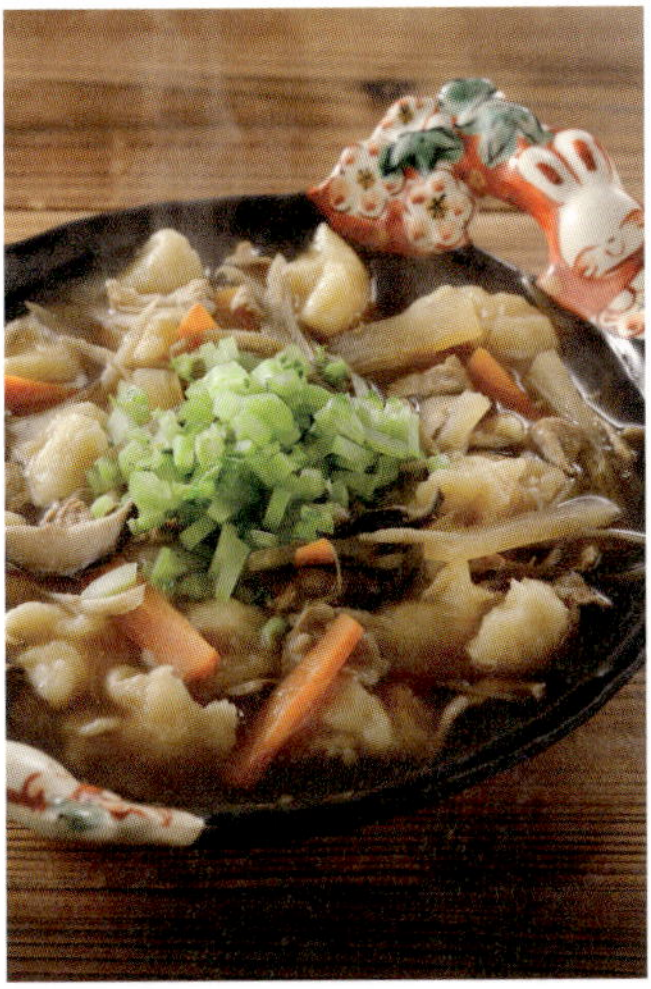

材料（4人分）

豚もも薄切り肉	100g
干ししいたけ	3枚
にんじん	50g
大根	100g
ごぼう	小1本
小揚げ	2枚
油	大さじ1杯
水	カップ4杯
しょうゆ	大さじ3杯
酒、みりん	各大さじ2杯
塩	少々
すいとん	
小麦粉	カップ1杯
水	カップ1/2杯

作り方

1 豚肉は細切り、干ししいたけは戻して薄切り、にんじんと大根は拍子木切り、ごぼうはささがきにして水に放し、何度か水を替えてアク抜きします。小揚げは湯通ししてから薄切りにします。

2 鍋に油を熱して、豚肉を炒めてから野菜を加えて炒め、干ししいたけ、小揚げ、水と調味料を加えて材料がやわらかくなるまで煮ます。

3 ポリ袋に小麦粉と水を加えて練り、袋の角を少し切って、箸でつまみながら鍋に入れます。

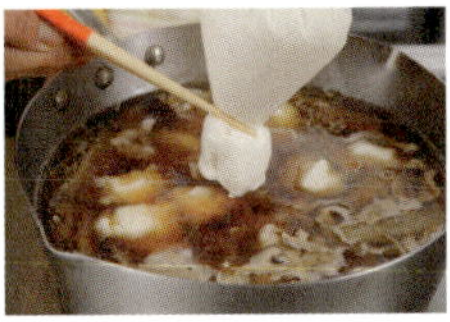

4 すいとんが浮いて膨らんだらいただきます。

美しい日本の食。美味しくてからだにやさしい一品

ひすい豆腐

材料（4人分）

枝豆	100g
長いも	100g
水	カップ1/2杯
塩	小さじ1/2杯
酒	大さじ1杯
粉寒天	2g
水	カップ1杯
つゆ	
水	カップ1/2杯
しょうゆ	大さじ1杯
みりん	大さじ1杯
かつお節	ひとつまみ
枝豆、山わさび	各適量

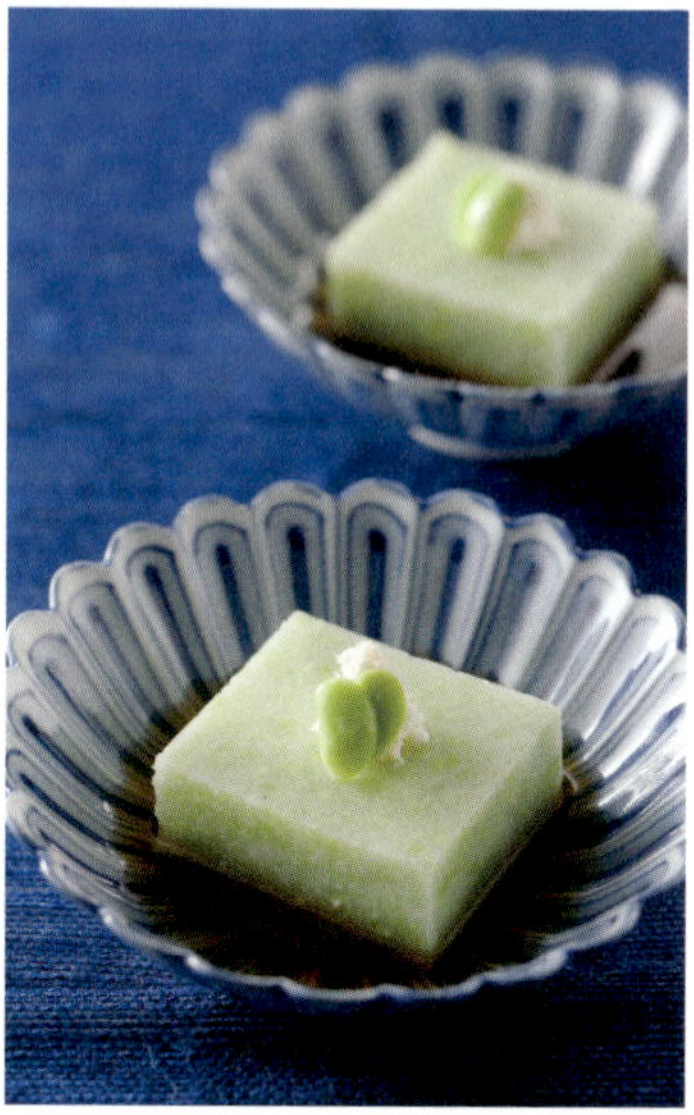

作り方

1 枝豆と長いもを水、塩、酒と一緒にミキサーに入れて滑らかなペーストにします。

2 鍋に分量の水と粉寒天を入れて、5分ほどおいてから火にかけ、沸騰させて完全に寒天を煮溶かします。寒天液の方に枝豆のペーストを加えてよく混ぜ、濡らした型に流し入れ、冷やし固めます。

3 つゆは、小鍋に水と調味料、かつお節を入れて火にかけ、1～2分沸騰させてから、目の細かいアミに置いたさらし布巾でこして冷まします。

4 ひすい豆腐が固まったらひっくり返して出し、切り分けて器に盛り、つゆと枝豆、おろした山わさびをあしらいます。

行楽やパーティーの人気料理。
そばと揚げの相性の良さをかみしめて…

そばいなり

材料（10個分）

茹でそば	1玉
おろし山わさび	適量
海苔	適量
大根おろし	適量
おろししょうが	適量
万能ねぎ	適量
めんつゆ	適量
小揚げ	5枚
水	大さじ4杯
てんさい糖	大さじ3杯
しょうゆ	大さじ2杯
みりん	大さじ1杯

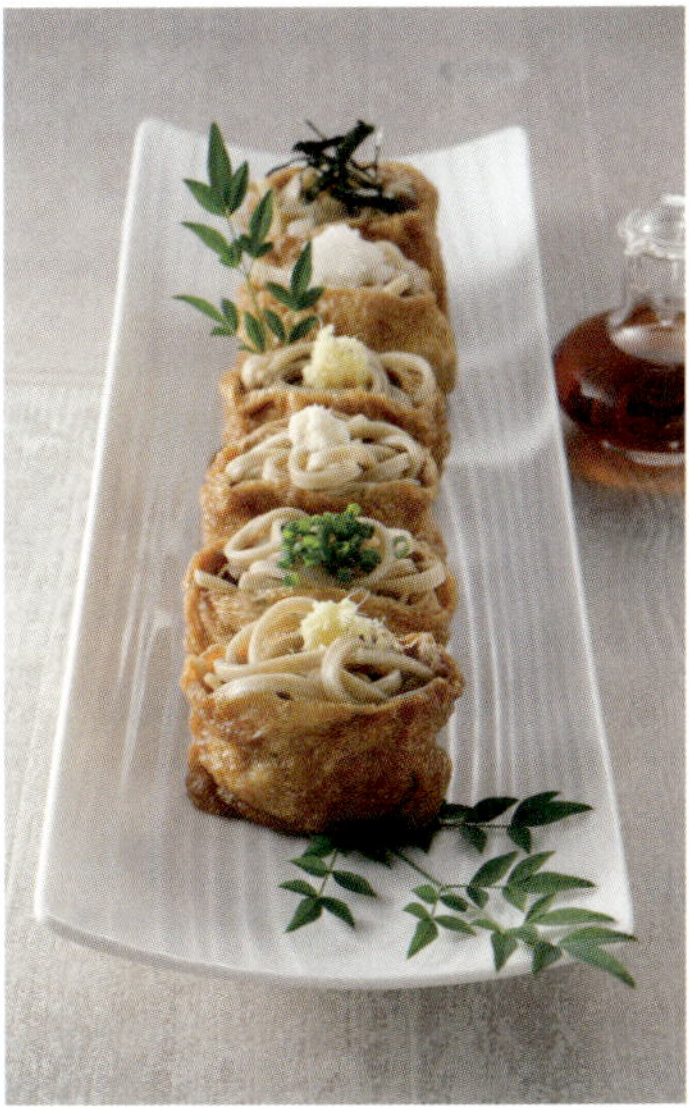

作り方

1 小揚げは半分に切って袋状に開いてから湯通しします。小揚げを鍋に戻して、水と調味料を入れ、落し蓋をして10分ほどゆっくり煮ます。煮えたら蓋を取り、ツヤが出るまで煮詰めて冷まします。

2 小揚げにそばを等分に詰め、お好みの材料をあしらい、少々のそばつゆをかけていただきます。

もずく納豆

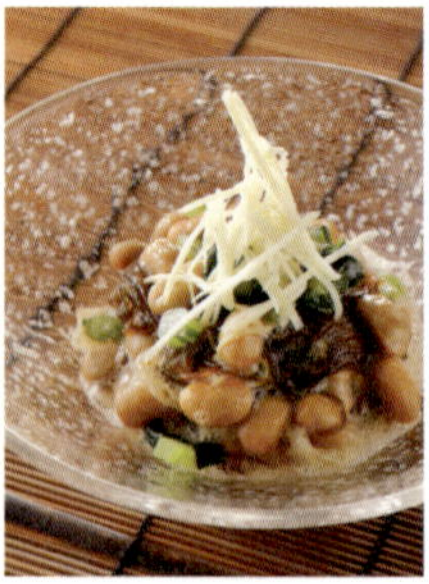

材料（2人分）

納豆	2パック
もずく	50g
野沢菜	20g
しょうが	1片弱
しょうゆ、みりん	各小さじ1杯
酢	大さじ1杯

作り方

1　納豆はよく混ぜて粘りを出します。野沢菜は小口切り、しょうがは千切りにします。

2　ボウルにもずくと調味料を入れて混ぜてから、野沢菜、しょうがを加えてよく混ぜます。納豆を加えて全体に絡むように混ぜていただきます。

ごぼうの丸煮

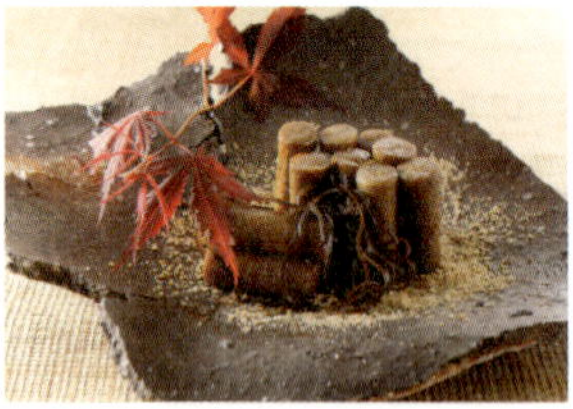

材料（4人分）

ごぼう	2本
油	大さじ2杯
細切り昆布	ひとつまみ
かつおだし	カップ1杯
しょうゆ、みりん	各大さじ2杯
酒	大さじ1杯

作り方

1　ごぼうは皮をこすり洗いしてから5cmの長さに切り、何度も水を替えてアクを抜きます。

2　鍋に油を熱して、水気をよく拭いたごぼうを入れ、ゆっくり焼きます。表面が透きとおってきたら、調味料と細切り昆布を入れ、やわらかくなるまで煮ます。

3　ごぼうに箸がすっと刺さるようになったら蓋を取り、汁気を飛ばして照りを出します。